排毒生活

〔日〕麦缇 著
李萌 译

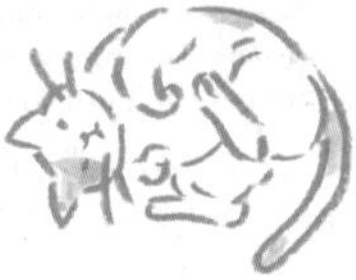

麦缇

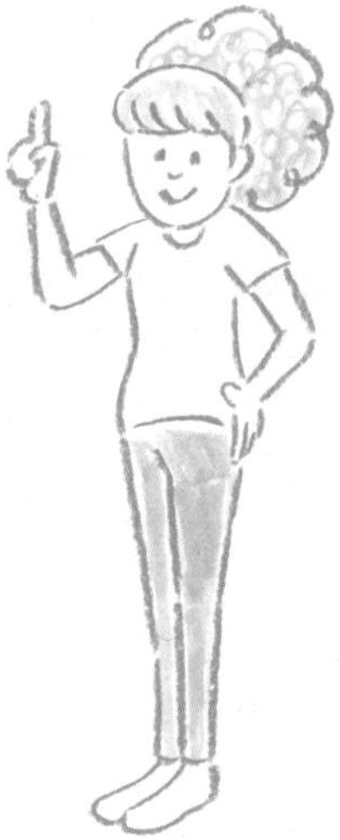

科学技术文献出版社
SCIENTIFIC AND TECHNICAL DOCUMENTATION PRESS
·北京·

图书在版编目(CIP)数据

排毒生活 /(日)麦缇著;李萌译. — 北京:科学技术文献出版社,2023.7
ISBN 978-7-5189-9962-0

Ⅰ. ①排… Ⅱ. ①麦… ②李… Ⅲ. ①足—按摩 Ⅳ. ① R454.4

中国版本图书馆 CIP 数据核字 (2022) 第 237911 号

著作权合同登记 图字:01-2022-5598 号

排毒生活

策划编辑: 王黛君　责任编辑: 吕海茹　责任校对: 王瑞瑞　责任出版: 张志平

出 版 者　科学技术文献出版社
地　　址　北京市复兴路 15 号　邮编 100038
编 务 部　(010) 58882938，58882087 (传真)
发 行 部　(010) 58882868，58882870 (传真)
邮 购 部　(010) 58882873
官方网址　www.stdp.com.cn
发 行 者　科学技术文献出版社发行　全国各地新华书店经销
印 刷 者　艺堂印刷(天津)有限公司
版　　次　2023 年 7 月第 1 版　2023 年 7 月第 1 次印刷
开　　本　880×1230　1/32
字　　数　70 千
印　　张　4.5
书　　号　ISBN 978-7-5189-9962-0
定　　价　49.90 元

前言

Preface

从我创立麦缇式足部穴位按摩法到现在已有20多年，每天都有很多客人光顾我的沙龙。

客人经常问道：“为什么麦缇老师总是元气满满呢？”

的确，我很少感冒，也不会有腰痛、肩酸、发冷、水肿等不适症状，皮肤也几乎不出现问题，于是我自己也思考“为什么会这样”。是因为饮食生活很规律吗？其实不然。我每天都很忙，也经常吃垃圾食品。在思考的过程中，我发现关键在于“每天都能好好地排便”这件事。无论是小便还是大便，因为“能好好地排出体外”，所以我不生病，身体也没有不舒服的症状，整天元气满满。

同时，我的足部穴位按摩法是从与肾脏和膀胱有关的穴位开始，因为肾脏和膀胱是重要的排毒器官，所以与普通的足部按摩相比，我的方法排毒效果更明显。用过我的方法的顾客，身体的各种不适症状和疾病会逐渐得到改善。

所以，我觉得健康的关键在于如何把体内不要的废物排掉，也就是如何“排毒”。如果体内废物能随着尿和粪便顺利排出的话，身体就很难出现不适。另外，皮肤和头发之所以能保持美丽，也是排毒顺利的缘故。

我也想让大家在日常生活中就能轻松地“排毒”，并基于这个想法创作了此书。

我在中国学习了足部穴位、气功、药膳等中医知识。并且，我参加了足部护理专业发达的德国、法国、美国等国家举办的美容和保健研讨会，学习了很多专业知识。另外，来我沙龙的女演员和模特也会告诉我各种各样的美容和保健信息。

于是，当我得知一个方法后会先在自己身上试一下，确认是否有效。如果确认有效果，我会研究怎样才能提升其功效。就这样，我反复试错。另外，从多年照顾客人身体的经验中，我也逐渐懂得什么方法才更有效。于是，我创立了特有的保健方法。可以说，这是一本汇集了各种保健、美容妙法于一体的“宝典”。

在这本书里，我特别选取了对“排毒”有效的方法进行介绍。

在我的沙龙里，一定会向客人传授在家也能操作的足部穴位按摩法。除了在沙龙里做保健按摩，平时孜孜不倦的坚持也尤为重要。

去年我出版了一本《消灭脂肪！消除水肿！消解酸痛！排毒棒》（讲谈社），托大家的福，很多人购买，大受欢迎。可能是因为很多人都想靠自己轻松地排毒吧。

本书介绍了饮食、沐浴、睡眠等在日常生活的各个场景中都能使用的排毒术。任何人都能轻松地坚持下去，我把它看作“现代版奶奶的智慧袋”。

看了本书你就能知道为了排毒哪些该做，哪些不该做，单凭这一点就能影响你将来的健康状态。配合排毒棒操作的话，会事半功倍。

为了每天生机勃勃、元气满满地生活，从今天就开启“每日排毒生活”吧！

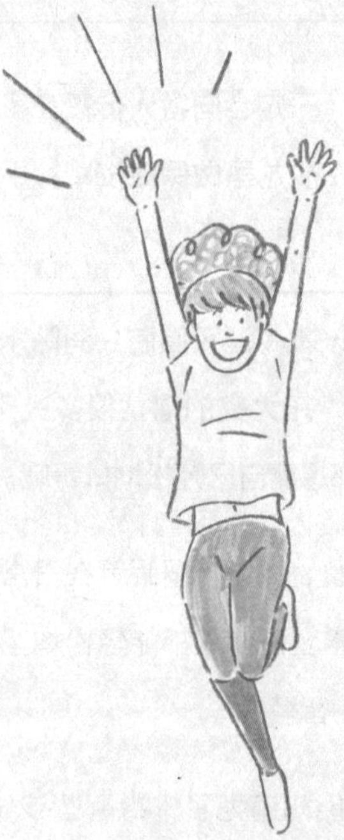

目录
Contents

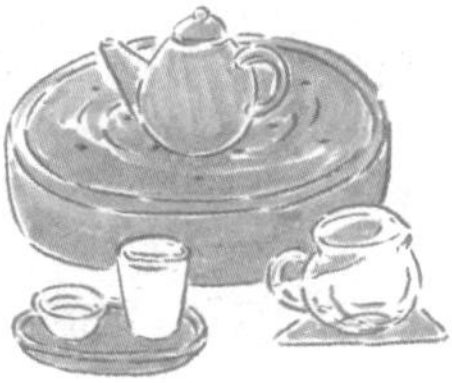

饮食篇

1 饭前用力伸舌头 2

2 吃饭时肚子（胃）不折弯，就不会发胖 4

3 就餐时不喝、不看、不读，可以提高消化能力！ 6

4 叉开双腿站立喝白开水排毒速度会变快 8

5 吃多了可以断食 11

6 吃水果请在早上或空腹时 12

7 即使想瘦，也不能咕咚咕咚地喝乌龙茶 14

专栏1 育儿小知识 ❶ 16

沐浴·如厕篇

8 “顺便去一趟洗手间”，很可能会扰乱膀胱的感受 18

9 蹲姿最适合排毒 20

10 男性抬脚后跟排小便，将来不用担心出问题 22

11 厕所和浴室的灯光要昏暗些 24

12 泡澡时不能只泡到肩膀，要泡到下唇的下面 26

13 维纳斯式沐浴，可预防颈部皱纹和胸口痘痘 28

14 认真洗净脚趾缝，并仔细擦干，既能轻松入睡，又能改善寒证 30

15 洗澡后，不要使用浴室垫 32

16 用 OK 手势洗头发，白发、脱发都不见 34

专栏2 育儿小知识❷ 37

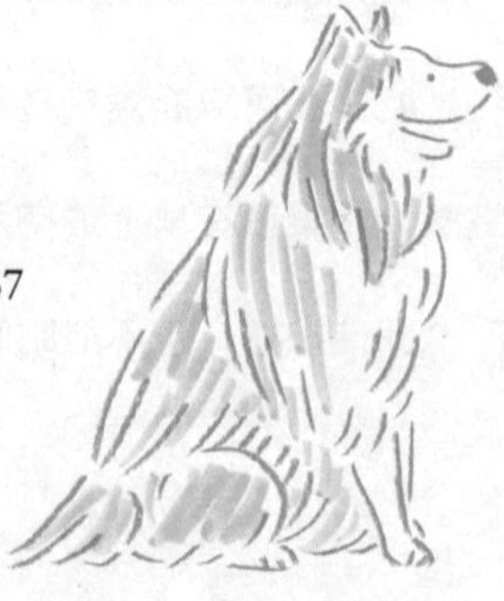

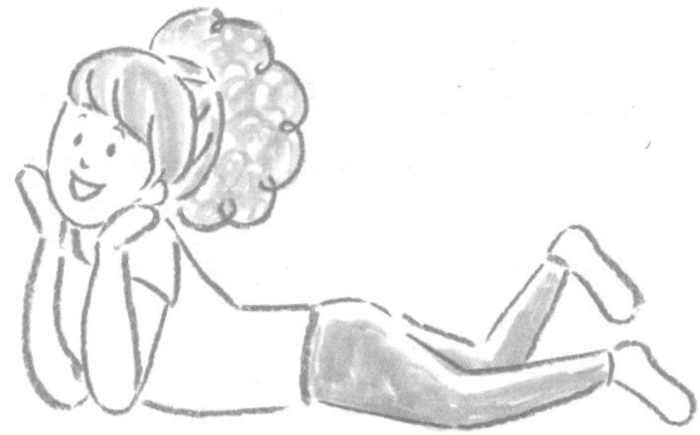

睡眠篇

17 调整睡姿呈 T 字，可修正身体变形 40

18 最好的枕头是浴巾 42

19 洗睡衣时不要使用衣物柔顺剂 44

20 睡前看玫瑰花，信息素会升高 46

21 早起后先穿袜子 48

专栏3 给卧床不起的人“拔脚趾”吧 50

日常生活篇

22 在客厅里伸直腿坐着，
可以预防水肿和静脉曲张 52

23 站立时请注意脚掌的三个点 54

24 上走楼梯，下坐电梯 56

25 站着唱歌，能使肚子变紧绷 58

26 向后舒展肩膀，可以改善肩酸 60

27 脚指甲剪得过短，也许是跌倒和腰痛的元凶 62

28 肥大的鞋对身体不好 64

29 肋式呼吸，让郁结之气和压力统统不见 66

专栏4 女性喜欢的排毒甜点 68

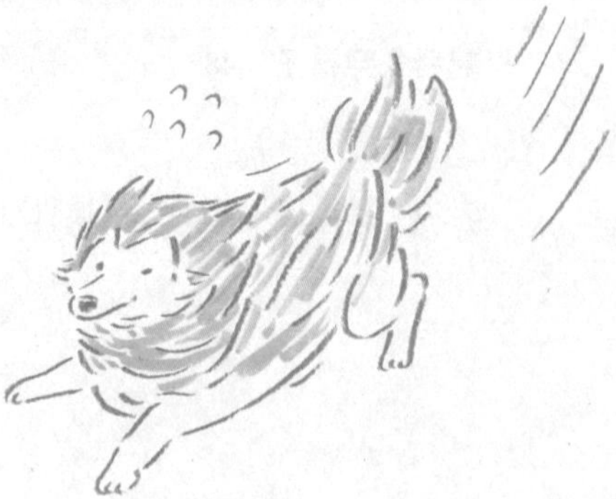

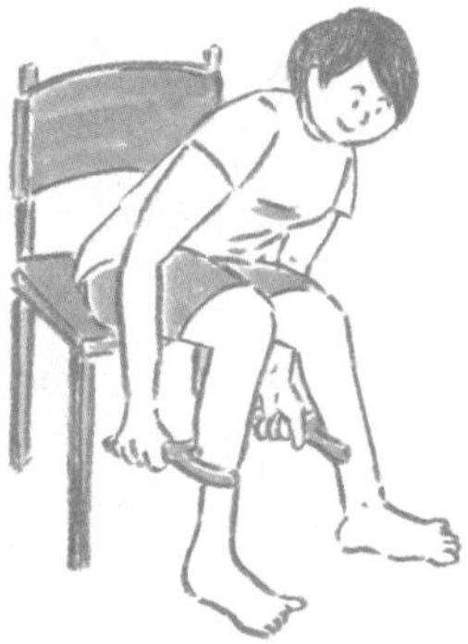

不适症状保健篇

30 改善肩膀酸痛的“万岁”分解动作 72

31 斜向上、斜向下转动眼球，可预防眼睛老化 74

32 在浴缸里热敷眼睛，可缓解眼疲劳 76

33 苦于不孕的人，请揉脚踝吧 78

34 改变一下造孩子的时间 80

35 “嘭嘭”地撞击膝盖，可迅速消除腿部水肿 82

36 用保温、保湿抵御感冒 84

37 腰痛的人在站立和提重物时，请咬合槽牙 86

38 不想患足癣的话，就不要使用地毯 88

39 不想得阿尔茨海默病的话，就让脚跟变软 90

专栏5 排毒茶 92

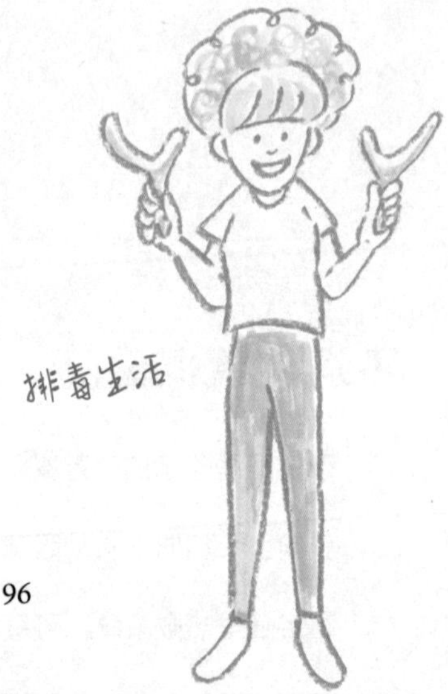

足部穴位篇

在按压足部穴位之前…… 96

按压规则 98

排毒（肾脏、膀胱）的穴位 101

主肝脏的穴位 108

主胃部的穴位 111

主肠的穴位 114

抗过敏的穴位 117

给他人做足部按摩时的注意事项 122

秘密武器——排毒棒的使用方法 124

yin shi pian

饮食篇

有时好不容易吃点对身体好的东西，

但因为吃法不对，会导致消化能力和排毒能力下降，

有害物质轻易地积累在体内。

因此，在饮食篇里，我会教大家一些饮食小妙招，

来提高消化能力和排毒能力。

促进消化，利于减肥

1 饭前用力伸舌头

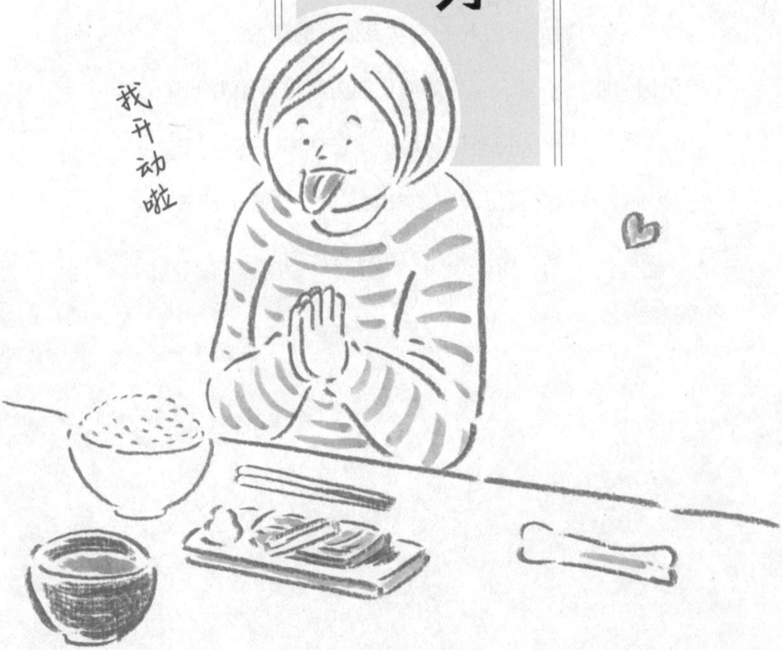

以前的人，因为经常吃硬的东西，所以养成了充分咀嚼的习惯。而现在，加工得松软易食的食品越来越多，人们充分咀嚼的机会越来越少。因此，现在的年轻人中，下巴小的人有很多。

充分咀嚼，会分泌大量唾液。因为唾液中含有消化酶，所以唾液分泌越多，消化越快。于是，人体所需营养被充分吸收，无用物质被排泄，人体的吸收 - 排泄机制就很容易正确地发挥作用。简言之，唾液就是强劲的排毒帮手。

但是，在现代人中，不怎么咀嚼的人有很多。也有很多因为唾液分泌减少，吸收 - 排泄机制无法正常工作的人。然而，话虽如此，想要迅速养成充分咀嚼的习惯，也着实不易。

所以，建议大家在吃饭之前，尽可能地、大力地伸出舌头，并保持片刻。如此一来，就会分泌唾液，在口水流出来之前缩回舌头。饭前反复做几次，唾液腺就会分泌大量的唾液，消化就会变好。

几年前，我便实践了此法。得益于此法，我的体内似乎很难囤积多余废物，体重一直都没变。

平时就好好咀嚼吃饭当然好，而那些没有养成充分咀嚼习惯的人，请尝试此法吧。

2

吃饭时肚子（胃）不折弯，就不会发胖

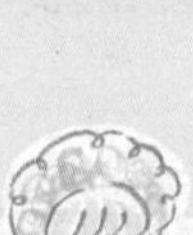

应该有很多人经常坐在自家客厅的沙发上，或坐在咖啡馆的沙发上用餐吧。其实，从排毒的角度讲，不建议这样做。

坐在沙发那样人能够陷进去的座位里，身体会被折弯。另外，跟沙发配套的桌子普遍很低，当用餐盘吃饭时，人们不可能手持餐盘，只能以向前弯曲的姿势用餐。这样的话，肚子（胃）会被折弯，吃进去的东西无法顺畅地消化。于是，会出现未消化的食物滞留在肚子里，或者消化不良等情况，甚至会引发反流性食管炎。其实，不仅是在沙发里，只要是弯曲身体以不好的姿势吃饭的情况，都要注意。

有些人肚子上横纹深且明显，证明他们经常折弯肚子，消化不好的可能性极大。

理想的用餐姿势是尽量让肚子保持直的状态。也就是说，最好站着吃。在立餐酒会上，肚子自然伸直，从消化角度看，大有裨益。然而，话虽如此，正常情况下，人们不会总站着吃饭。所以，吃饭的时候，心里要有保持良好姿势的意识，尽量保持身体直立。另外，平时吃饭的桌椅也最好选那些高度不会令身体折弯的。

3

就餐时不喝、不看、不读，可以提高消化能力！

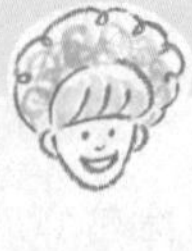

就餐时，大部分人都是一边喝水或喝茶一边吃饭，其实这个习惯不太好。

本来米饭等食物就含有大量水分，如果这时再喝水、茶或者味噌汤摄取大量水分的话，胃里的食物会因吸收水分膨胀数倍。于是，糖质吸收变快，血糖容易升高，还会妨碍消化，导致腹泻和便秘。

而且，吃饭时喝饮料的话，食物没有得到充分咀嚼就进入胃里。于是，唾液分泌变少，消化酶也自然变少，导致消化不良。最后消化不能正常进行，营养输送不到位，导致身体不适。所以，尽量不要在就餐时喝饮料，要喝的话，就在饭前或饭后喝吧。

另外，“边看边吃”也不可以，例如看电视、看手机、读报纸。食物进入体内后，血液会集中到胃里。但是，如果“边看边吃”的话，本应该进入胃里的血液会减少。于是，消化很难顺利进行，体重也会随之增加。

所以，吃饭时不要看了，还是集中精力吃吧。

4

叉开双腿站立 喝白开水 排毒速度会变快

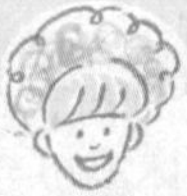

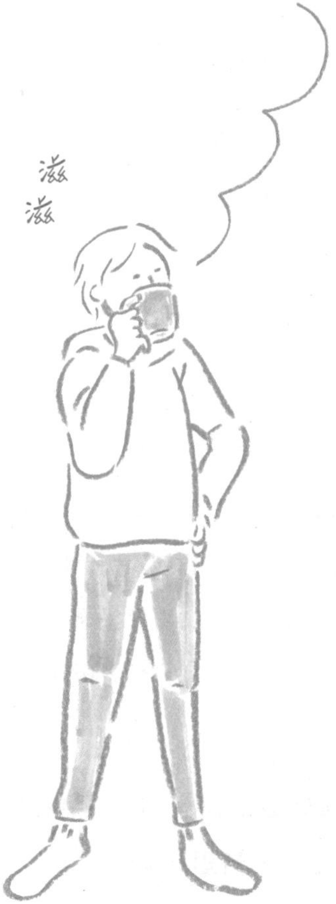

近年来，因为有排毒和治疗寒证功效，喝白开水的方法逐渐普及。想提升喝白开水的效果的话，水温是关键。建议白开水的温度最好接近“人体皮肤”的温度。

胃里进来食物时，无论其温度比体温高或低，只要有温差胃就会倏地收缩，废物就无法顺利地输送到肾脏或膀胱，也就无法被排泄掉。

但是，如果喝跟体温差不多的白开水的话，会快速向肾脏和膀胱输送大量水分。于是，大量废物也会随着尿液轻松地排出。发烧 38℃的情况下，就要喝 38℃的白开水，关键是要配合当时的体温。

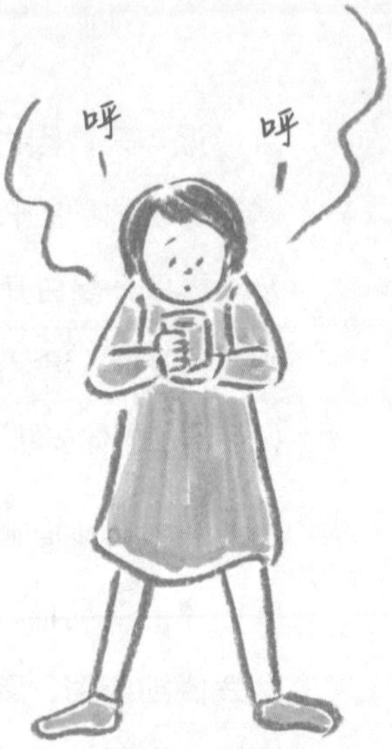

一次饮水量最好为 200 毫升。为了顺利到达胃里，喝水时的姿势要像哼哈二将一样，有气势地叉开双腿站立。喝完大概一小时后会有尿意，如果没有的话，请继续喝。开会不方便去厕所的话，则减量。被医生限制饮水量的人，请遵医嘱。

顺便说一句，有人吃药时用果汁或茶送服，不可以。用白开水送服药物最佳。无论如何，药物都会在肝脏里残留微量毒素，给肝脏增加负担，产生副作用。用白开水送服药物，残留的药物毒素能顺畅地代谢，很难在体内堆积，副作用也会变小。所以，养成每天喝白开水的习惯，提高排毒能力吧。

5

吃多了可以断食

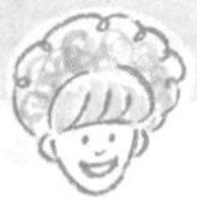

连续几顿吃太多的话最好根据自己的情况适当断食。不过，有很多人会在断食期间喝蔬菜汁或水果汁，我并不建议这样做。

古时人类就开始断食。如果想向先人学习的话，就不要喝果汁，只喝白开水，这样才有效，断食过后，吃点粥这样对胃温和的食物，然后再逐渐恢复平时的饮食。

断食可以排出体内毒素，对保持健康有益。但是体力不济时，这样做非常危险。所以请不要勉强行事。

对健康、减肥、焦虑有效

6

吃水果请在早上或空腹时

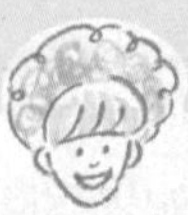

吃水果的时机不同，对身体产生的效果也不同，所以要注意。

水果比其他食物消化快，很快就会从胃到达肠道。所以，吃水果的最佳时间是早起后。

水果中富含的水分和维生素、矿物质、酶等营养物质，在空腹状态下直接通过胃部抵达肠道中，很容易被身体吸收。

果皮富含大量的抗氧化成分，尽量连皮一起吃。

吃水果的理想时间是早起后，空腹时也可以把水果当作零食吃。我经常在需要吃零食的时候吃点香蕉。因为香蕉比其他水果更耐饿。

顺便说一下，焦躁的时候可以吃苹果。把电视、电脑关掉，静静地连皮吃掉整个苹果，据说这样可以镇定大脑。也有人说苹果有抑制癌细胞的作用。所以，压力大的人请一定试试。

7

即使想瘦，也不能咕咚咕咚地喝乌龙茶

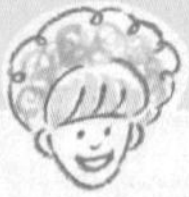

因为乌龙茶对减肥有益，经常喝乌龙茶的人很多。特别是黑乌龙茶，备受减肥人士青睐。但是，我建议不要把它当作日常饮品来喝。

乌龙茶中，黑乌龙茶因其具有减脂效果而广为人知。吃油腻的饭菜时饮用是可以的。但是，日常大量饮用的话，不仅会引起胃部不适，还会让人因为胃黏膜油脂层变薄，变得更想吃油腻的东西。最后，反倒更容易变胖。

在乌龙茶的产地之一中国台湾，人们也只在吃了油腻的饭菜时才会喝黑乌龙茶，平时饮用的是除油效果轻微的绿乌龙茶。所以还是尽量避免日常饮用黑乌龙茶吧。

另外，虽然绿茶给人能够保健的印象，但是绿茶含咖啡因，有依赖性，喝多了还会对胃造成负担，所以也要注意。

关于日常的水分补给，我还是推荐喝白开水。请按本书第 9 页的方法饮用白开水吧。

专栏 1

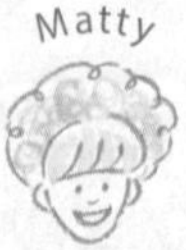

育儿小知识 1

小宝宝吧唧吧唧地吸吮大拇指的时候，是觉得“我好闲呀”、有轻微压力的时候。大拇指的指腹上有负责减压的跟大脑和脑垂体有关的穴位，吮吸大拇指可以在无意识中刺激该穴位。另外，小宝宝把拇指以外的四个指头放入口中吸吮时，说明他（她）正在尝试给自己解压。因为，拇指以外的四根手指的指腹有与自主神经系统有关的穴位，受到刺激后能缓解压力。人体的穴位自小就有，小孩子会无意识地刺激穴位。这是了解孩子心情的一种方法，所以要记住。

另外，因为小孩走路晚就硬让他（她）站起来走路的话，会令他们股关节和膝盖疼痛，有可能导致个子长不高。孩子到了能走的时候，自然会表现出要走的意愿。如果强行让孩子行走的话，可能会产生不良后果，所以还是遵从孩子的意愿吧。

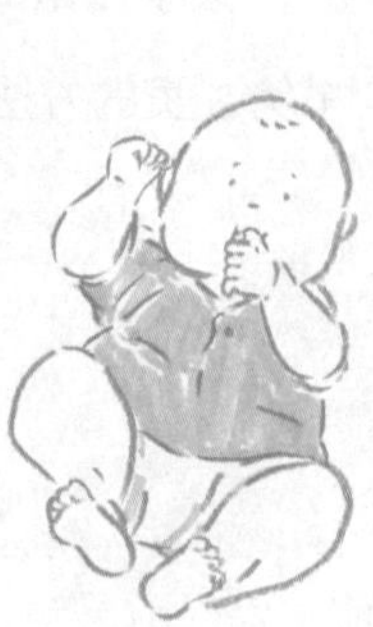

mu yu ru ce pian

沐浴·如厕篇

沐浴和如厕是重要的排毒时间，

提升其效果的话，可以预防和改善身体不适，

下面介绍沐浴法和排便法 。

因为是每日必做之事，一旦实践，健康状态就会不同！

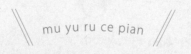

8

『顺便去一趟洗手间』，很可能会扰乱膀胱的感受

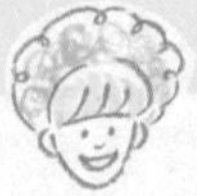

初高中的时候，经常被朋友叫去上厕所，虽然觉得“现在不是很想去，但是被叫了就去一下吧”。很多人都有过这样的经历吧。

成年之后，在旅途中、乘车之前“因为之后可能暂时无法上厕所，所以先去一下吧”。于是，明明不想，还是走进了厕所。如此这种没有尿意“顺便去一下”的做法，我并不赞同。

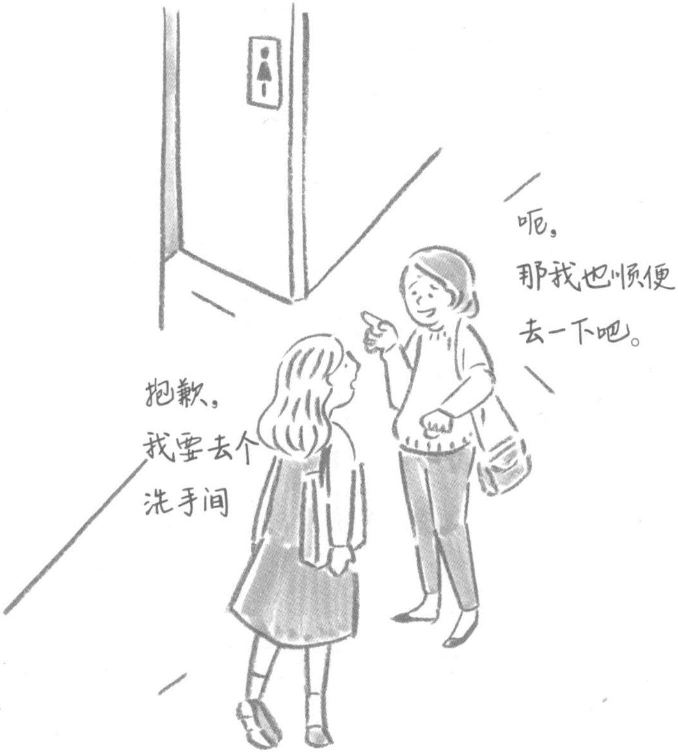

本来，膀胱满了之后自然会感受到尿意，膀胱满了意味着排毒完成了，毒素自然会随着尿液排泄掉。但是，如果膀胱还没满就去排尿的话，可能会减弱膀胱排毒作用。

并且，总是顺便去厕所的话，感受尿意的功能会紊乱，容易引起漏尿和有残尿感等问题。

所以，还是尽量等膀胱满了、真的有尿意了再去厕所吧。

对排毒、妇科问题管用

9 蹲姿最适合排毒

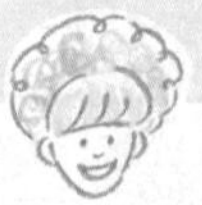

现在的厕所，大部分都是西式的坐便，蹲便越来越少。其实，要说对排毒有效，还属蹲便。

从女性的身体构造来看，蹲便的蹲姿，更能促进膀胱和直肠彻底地排泄尿和大便。另外，下蹲动作可以锻炼躯干和下半身肌肉。在使用蹲便的过去，人们每天都要重复数遍下蹲动作。所以，躯干和下半身的肌肉很自然地得到了锻炼。

为了锻炼下半身肌肉，我建议有意识地做下蹲动作。例如，在洗完澡之后，弯曲膝盖下蹲 30 秒，再起立，并重复这个动作。或者深蹲也可以。在自己努力能做到的次数上，再加一次会更有效果。便秘情况会有所好转，排毒效果也会提升。

10

男性抬脚后跟排小便，将来不用担心出问题

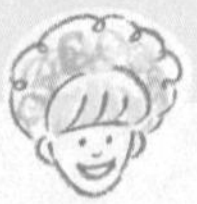

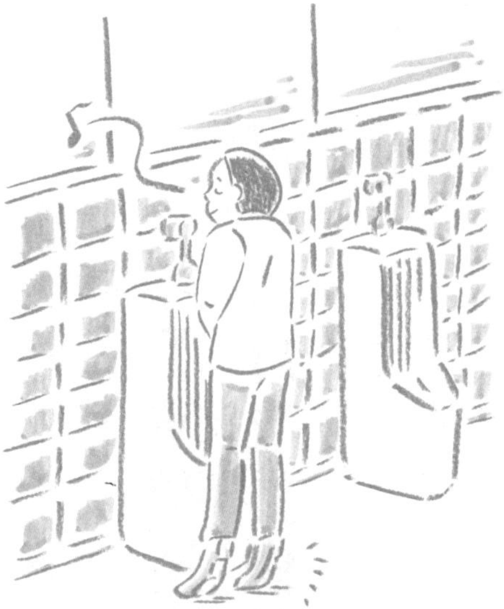

男性的膀胱本来就位于方便站立排尿的位置上。

但现在，男性膀胱下垂的现象也不少。

如果膀胱不在正确的位置上，那么尿液很难彻底排净，排泄物就会轻易地留存在体内。不仅如此，随着年龄的增长，还容易出现漏尿和失禁的问题，将来可能不得不操心下半身的问题。怕丈夫站着排小便弄脏厕所，让丈夫坐着尿尿的太太们也要注意了。

为了把下垂的膀胱上提到正确的位置上，建议站着排尿时抬起脚后跟。每次去厕所都做这个动作的话，肌肉会变强劲，膀胱也能上提到正确的位置，尿液就能舒畅地排出了。

所以，养成“抬脚后跟排尿”的习惯，来预防排尿问题吧。

11

厕所和浴室的灯光要昏暗些

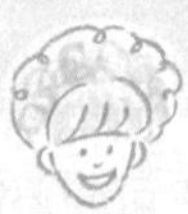

以前的厕所在房子外面，只装个灯泡，光线昏暗，寂静无声，总让人觉得会有可怕的东西出现。但是，从身体机能的角度考虑，这种环境很好。

现在的厕所很明亮，可以把书或手机带进去，边看边悠闲地排便。但是请不要这样做。以这种状态排泄的话，本来应该汇集到排泄器官的血液却跑到了大脑里。于是，排泄功能减弱，排毒能力下降。

所以，以前灯光昏暗的厕所最适合集中精神排便了。我家的厕所里放着数码钟，因为有了数码钟昏暗的灯光，即使在夜里也可以不开厕所里的照明灯。这样，注意力就集中在排泄上了。所以我觉得厕所里有间接照明很不错。

不仅是厕所，浴室的照明也要昏暗些。本来沐浴就有放松的效果，如果照明再暗一点的话，会使大脑镇静，帮助我们在夜间更顺利地进入睡眠。

我觉得关掉浴室的照明，只靠更衣室的照明入浴也不错。如果还觉得亮，就把更衣室的灯也关掉，只点上香薰蜡烛。这样，身心更能得到放松。请务必试试。

12

泡澡时不能只泡到肩膀，要泡到下唇的下面

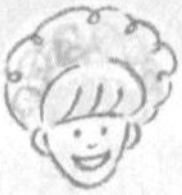

许多人认为泡澡时泡半身浴比较好。但是，我建议浸泡到下唇的下面。

经常用电脑办公的现代人，大脑使用过度，脑部血液流通过于旺盛。在这种状态下，即使到了夜晚，大脑依旧很活跃，很难入睡。

改善的方法是，泡澡的时候泡到下唇的下面。如此一来，脖子也能浸泡在热水里。脖子的血液循环变好的话，流往大脑里的血液就会回到心脏，使大脑安静下来，易于入睡。

脖子暖和的话，能使人放松的副交感神经将处于优势地位，可以减压，还可以缓解颈部酸痛和眼疲劳。当然，这里的关键在于要浸泡到下唇的下面，尽量保证膝盖不外露，全身都浸泡在热水里。水温因人而异，比自己的体温高一点，在 37~43°C比较适宜。泡澡时间尽量泡够 5 分钟。如此一来，在睡眠期间就能顺利地修复身体和大脑了。

脖子暖和了，全身就会变暖。容易体寒的人，日常要注意围条围巾，保证脖子温暖。

利于美容

13

维纳斯式沐浴，可预防颈部皱纹和胸口痘痘

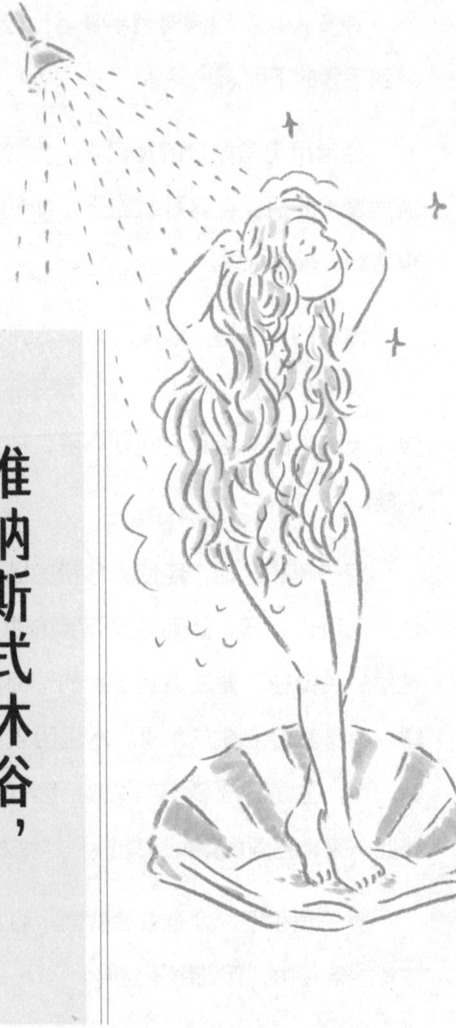

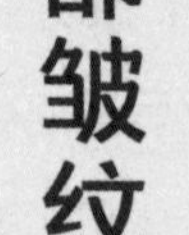

经常光顾我沙龙的、以美肌闻名的某位女演员，她的脖子和肩膀非常漂亮。当我询问她的保养方法时，她告诉我诀窍是“维纳斯式沐浴”。

多数人在洗澡的同时还要洗头发，所以会低头从前面开始淋浴。但是，这位女演员坚决不这样做。她的做法是背对花洒，从头部后方开始淋水。如此一来，脖子伸直，下巴上扬，头部后倾，不会低头。

本来，现代人经常看手机，低头的时候就比较多。所以，很多年轻人也出现颈纹加深的情况。如果淋浴的时候还是低着头的话，脖子的皱纹只会越来越深。据说这位女演员为了避免这种情况，淋浴时特意抬头，因此将这种沐浴方式称为“维纳斯式沐浴”。

另外，低头淋浴的话，胸前容易残留洗发水和护发素，导致胸前长痘痘。维纳斯式沐浴的话，可以避免上述问题的发生，还可以打开前缩的背部，在一定程度上有助于预防驼背。所以，请大家换成维纳斯式沐浴吧。

有助于改善失眠、寒证

14

认真洗净脚趾缝，并仔细擦干，既能轻松入睡，又能改善寒证

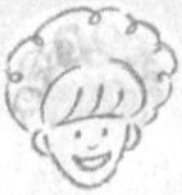

洗澡的时候，很少有人会有意识地洗脚趾之间的缝隙部位。其实，趾缝里有穴位，边洗边刺激的话，对健康大有帮助。

方法是，首先用食指按住要洗的脚趾，再用大拇指侧面，从趾根往趾尖搓洗脚趾缝，再搓洗脚趾顶端，最后再从趾尖到趾根搓洗趾缝。用这个方法搓洗所有趾缝。这样就能刺激趾缝上的穴位，可以起到促进血液循环和镇静大脑的作用。

还有，洗完澡后，不要忘记用毛巾仔细擦干趾缝。

在浴室里，用毛巾擦完身体后，也要用毛巾认真擦干每个趾缝，可以坐在浴室里的凳子上擦。每擦完一个趾缝后，将其旁边的脚趾从根部往上拔，一根一根地操作。这种刺激传递到脑部的话，血液就会被输送到脚趾，集中在脑部的血液就会下行，进一步使大脑安宁。这样，就可以酣畅地入眠了。另外，这样做还可以促进脚趾的血液循环，不仅可以改善身体末端寒冷，还可以通过充分地擦拭水分来预防脚癣。

所以，请养成认真洗趾缝并仔细擦干的习惯吧。

有助于缓解压力，改善扁平足

15

洗澡后，不要使用浴室垫

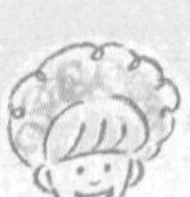

我洗完澡后不会使用浴室垫，而是使用毛巾擦干脚部。

洗完澡后把毛巾平铺在地板上，脚掌踩着毛巾边儿。然后，用脚趾抓毛巾，一下一下地把毛巾揪起来，让毛巾形成褶子。整个毛巾都揪出褶子后，再把毛巾铺平，反复操作。

这种做法和洗脚趾、擦脚趾有同样的功效，都能使大脑安定下来，帮助酣畅入眠。据说还有缓解压力和预防阿尔茨海默病的效果。

压力大的时候，人们往往无法利索地用脚趾给毛巾揪褶子了。所以，可以用这个方法检测某日的压力大小。

另外，这样做可以锻炼脚趾肌肉，有助于把脚底弧度调整到最佳状态。所以，这样做可以有效改善扁平足。

此外，浴室垫容易滋生细菌，不仅不能擦干趾缝，本身也不易清洗，没什么优点。而用脚趾给毛巾揪褶子的话，不仅可以擦干脚趾，还对健康有好处，真是一箭双雕。

16

用OK手势洗头发，白发、脱发都不见

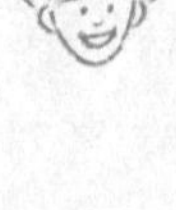

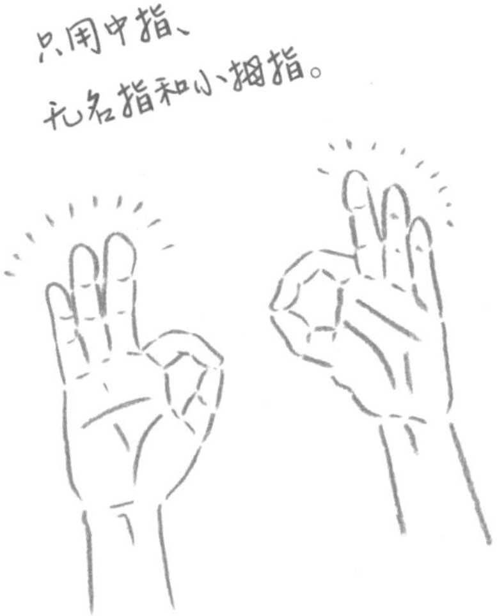

洗头发时，大多数人都用拇指和食指发力，吭哧吭哧地洗。虽然，拇指和食指是最容易发力的手指，但是如果用这两个手指的话，会损伤头皮，造成脱发、头发稀疏、长白头发等后果。于是，我长年坚持把左右手摆出 OK 的手形来洗头发，就是所谓的“OK 洗发”。

把手指摆成 OK 形的话，就不会用到连在一起的大拇指和食指。这样就可以以无名指为中心，并使用中指和小指这 3 根手指了。在日本，无名指被认为是最适合涂药的手指，轻重力度适宜，所以被称作“药指”。因此，用以无名指为中心的 3 个手指洗头的话，不会伤害头皮，力道正好。

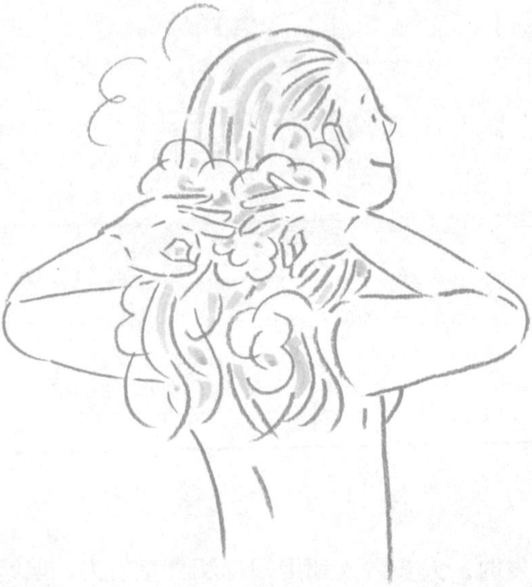

另外，很多人洗头发的时候，往往只洗头顶部分，这样会损伤头皮，导致头顶脱发、秃发、白发等问题。为了防止这种情况发生，首先把手摆成 OK 形，然后从脖颈后面向上洗，接着从头部侧面向头顶洗。这样做可以全面按摩头皮，促进血液循环。

以前，我在海外留学期间，因压力大而得了斑秃，多亏了“OK 洗发”法，一个月就治好了。我现在 48 岁了，没有白头发，发量也没有减少哦！

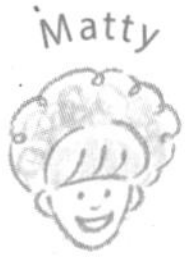

育儿小知识 2

想让孩子聪明，就揉他的大拇指或大脚趾的指（趾）腹，使其保持柔软状态。在专栏 1 中我介绍过手指和脚趾上的穴位。如果指（趾）腹是肿胀僵硬的状态，证明其压力过大。指（趾）腹上有大脑和脑垂体的穴位，那里变硬的话，大脑的功能会下降。所以，请有意识地帮孩子缓解。

最近，便秘的孩子变多了。可以帮孩子按摩脚心不着地的部分。

另外，鞋子的选择也很重要。有些家长因为孩子的脚长得快，就买肥大的橡胶鞋，这种做法不可取。鞋子太大的话，脚会横着长，足弓无法形成正确的弧度，运动神经会变差，脚部问题会增多。另外，因为中学三年级以前是孩子的足部成长期，所以，直到中学三年级为止，鞋子的选择都很重要，最好选择尺码合适的、有鞋带能调整松紧的鞋来适应脚。

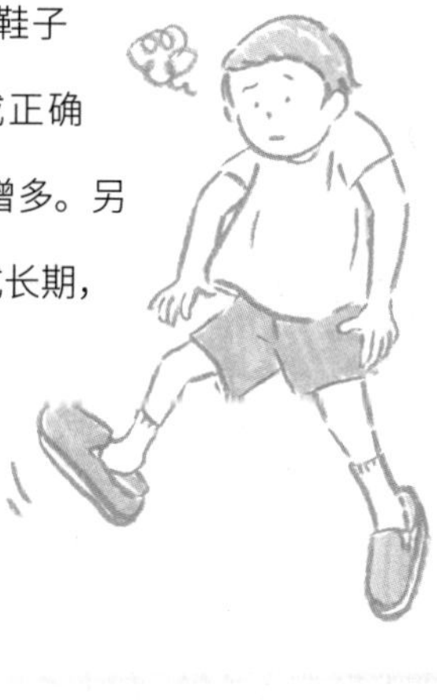

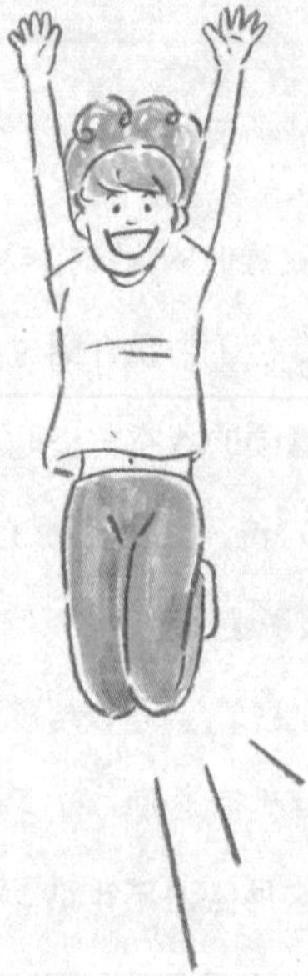

shui mian pian

睡眠篇

睡眠期间是修复身体、促进排毒的重要时间。

如果睡觉姿势或睡眠环境不好的话，

睡眠质量会下降，排毒也无法顺利进行。

用本章介绍的睡眠法，好好睡觉，

最大限度提高睡眠期间的排毒能力吧。

有助于修正体形

17

调整睡姿呈T字，可修正身体变形

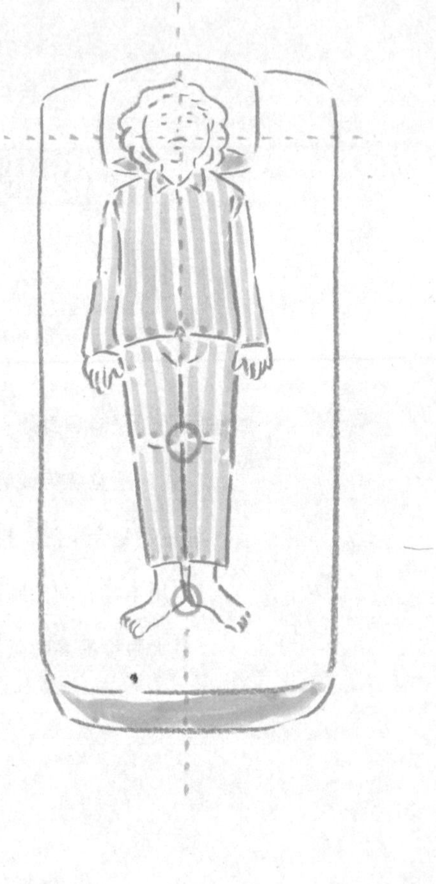

人们经常走在坚硬的柏油路上，有时会手提重物。每天的生活中，都存在着使我们身体变形的因素。这种变形最好在当天消除。因此，我想推荐的是睡觉时就可操作的调整体型的方法。

首先，仰面躺在床或被子上，头枕在枕头上，尽量使身体和枕头呈 T 字形。这时候如果身体不是笔直的，而是有倾斜或者左右脚之间分隔一个拳头以上距离的话，证明身体已经变形了，就要注意了。如果身体是直的，那么两个膝盖应该是贴在一起的，两个脚跟也是贴在一起的。然后，轻轻咬合槽牙，保持一分钟以上。

保持双腿膝盖、脚后跟贴在一起的状态应该会很辛苦。在忍不下去的时候脱力、放松。如此反复 2~3 次。这种做法可以把身体骨骼调整为正确状态，修正身体变形。但是要注意，有腰疼等疼痛时不要进行。

此外，可以做一做足部伸展运动。先让脚尖尽量下压绷直，再尽量前伸，最后扭动脚踝。在感觉坚持不下去的时候，再多做一次，会更有效果。此法可以使走了一天的疲弱的足部关节复位，也可以预防软骨磨损。

做完身体自我调整或足部伸展运动后，如果再去厕所等下床走路的话，好不容易达成的效果会消失。所以，不要下床走路了，直接睡觉吧。

有助于安眠，缓解肩酸

18

最好的枕头是浴巾

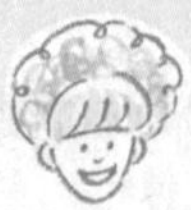

我一直尝试寻找适合自己的枕头，使用过很多枕头。在这个过程中我发现，好的枕头应该随着每天身体状况不同而变化。于是，我寻觅到的理想枕头是浴巾。

浴巾的数量可以自由改变，根据当天的身体状况选择用一块或两块。浴巾的形状也可自由变换，揉成团或叠成块。此外，枕头很容易因为头部的汗液、皮脂、洗发剂等变脏。而浴巾可以勤换勤洗，很卫生，而且还易吸汗，好处多。

如果使用高度过高的枕头的话，会出现颈纹深、肩酸、打鼾的问题。但是用浴巾枕头的话，可以调节高低，有助于预防这些问题。所以，还没有选到合适的枕头的人，请一定试试用浴巾当自己的枕头。一块或两块，团成团或叠成块，可以尝试各种形式。请按照当天的身体状态，调整出合适的枕头吧。

19

洗睡衣时不要使用衣物柔顺剂

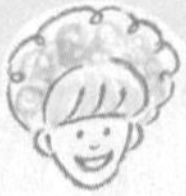

最近流行使用各种带有香气的衣物柔顺剂，但我不推荐洗睡衣时加柔顺剂。因为使用柔顺剂会使衣物不能很好地吸收汗液。

也许很多人都知道，人们睡觉时流出的汗量，用杯子量的话竟有 1 杯多。睡觉是为了修复身体，可以说身体在此时正在开大型运动会。

这时如果穿不吸汗的睡衣的话，身体会变冷，睡眠质量也会变差。所以，洗涤睡衣时最好不要加柔顺剂。

此外，我也不建议穿保温效果特别好的内衣或睡衣睡觉，这样会阻碍身体本来的代谢。

当然，束缚身体的内衣或睡衣也不行。这样的衣服会阻碍血液和淋巴的运行，也会影响睡眠中身体的自我修复。我喜欢穿纱布材质的内裤。因为材料里没有橡胶所以不勒身体，恰到好处地合身，肤感温和，很适合睡眠。

穿什么睡觉对睡眠质量会有很大影响，所以要注意。

对美容、妇科不调有效

20

睡前看玫瑰花，信息素会升高

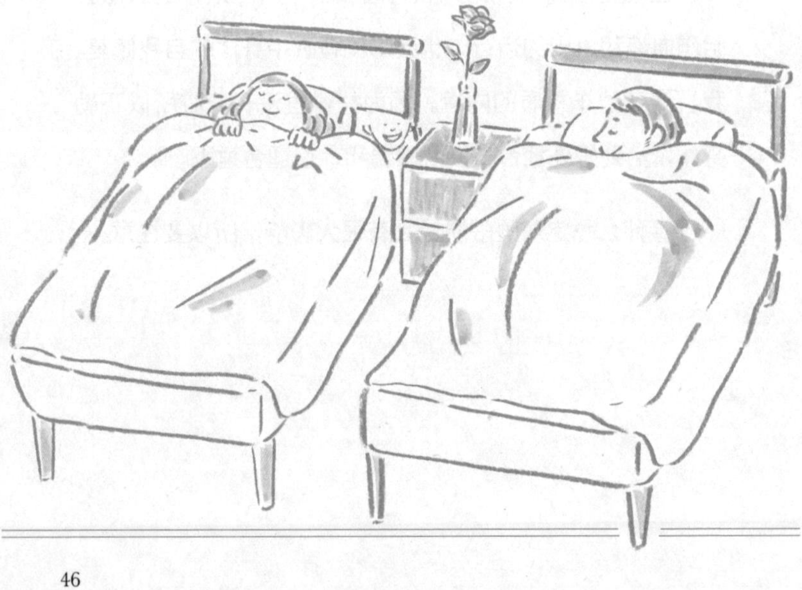

分享一个增加信息素、提高女性魅力的睡眠方法。

在生理期2周后的排卵日，买一枝红色的玫瑰花，装饰在卧室里。在睡前盯着玫瑰花看一会儿再关灯睡觉。玫瑰花有促进女性荷尔蒙分泌的作用。在睡前看鲜红的玫瑰花的话，五官会受到玫瑰花的颜色和气味的刺激，并传递到大脑。如此一来，睡觉期间女性荷尔蒙的分泌也会提高。

因为效果明显，所以建议想要提升女性魅力的朋友，还有想要提升人气度的朋友试一试。

此外，还可以把玫瑰花花瓣摘下来，沐浴时放进浴缸里。浴缸里还可以再加一把天然盐（约洗澡水的10%）。玫瑰花有改善生理期不适、皮肤粗糙的效果，还能消除烦躁，当然，还有提升信息素的作用。此外，玫瑰花花瓣浴还能改善不孕和更年期症状。

虽然我提到的是红玫瑰花，但是玫瑰花还有好多颜色，所以去花店选择一款自己喜欢的颜色也很重要。

顺便说一下，此种方法，也可以使男性荷尔蒙的分泌变稳定，还可以预防脱发，所以让你的另一半也试试吧。

21

早起后先穿袜子

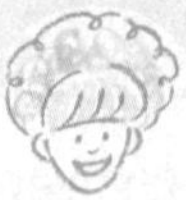

有寒证的多数是女性，可能有的人即使穿了袜子脚也不暖和。其实，是穿法有问题。

袜子可以给脚保温。

洗完澡后，光着脚啪嗒啪嗒地走来走去，脚会变冷。所以，最好是洗完澡后马上穿袜子。然后，在睡觉前，先进被窝再脱下袜子，这样就可以防止脚部过凉而不易入睡了。

早起时也一样，如果从被子里出来后，光着脚在地板上走的话，脚会变冷。如果在下床之前穿上袜子的话，袜子可以让脚保温，脚就会一直暖着。

养成习惯后，不仅可以保持脚的温暖状态，而且暖和的脚还可以改善全身的血液循环，也可以改善畏寒的体质。

但是，睡觉时一定要脱袜子。因为，穿袜子睡觉的话会出汗，反倒容易使脚变凉。

选袜子的材质的话，因为丝绸和纯棉的比较保温，又不容易闷热，所以推荐这两种。

专栏 3

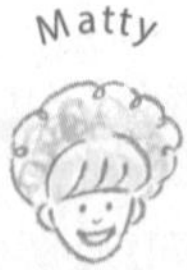

给卧床不起的人“拔脚趾”吧

我想现在应该有人在家护理生病的人吧。大多数卧床不起的人因为一直处于看天花板的状态，所以血液只流向大脑，不太会流向脚趾，全身的血液循环不好，身体状况也会变差。其实，想改善血液循环，用力拔脚趾即可。但是，因为脚部细菌较多，所以“拔脚趾”前先擦干净，保持清洁。然后，为了不直接接触脚，可以给脚包上毛巾。接下来，以不会让人疼痛的力道，掐脚趾边，沿着所有趾缝都掐一遍，这样做可以刺激趾缝穴位。然后，将大脚趾和二脚趾合在一起，剩余 3 根脚趾也合在一起，用力拔。痛感要恰到好处，不能令其太疼，也不能不疼。此法可以助其早日康复。当然，如果以“我不想做呀”的心情去做的话，是没有效果的。所以，只有发自内心地想去帮他（她）时，“拔脚趾”才有效。另外，此法也适用于住院的人和因发烧卧床不起的人。

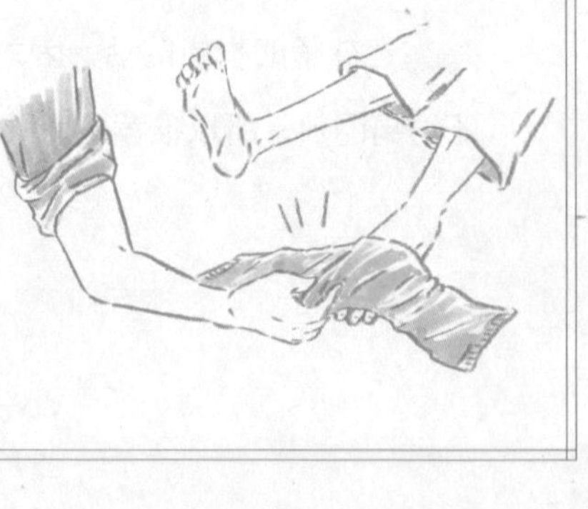

ri chang sheng huo
pian

日常生活篇

从正确的坐姿站姿、上下台阶的方法，

到脚指甲的护理、选鞋子的方法，

只要了解了这些，就可以预防疾病、远离不舒服。

本章为您介绍日常生活中的保健方法，

从今日起，为了锻造不生病的身体，开始实践吧！

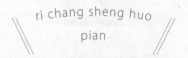

有效预防水肿、静脉曲张

22

在客厅里伸直腿坐着，可以预防水肿和静脉曲张

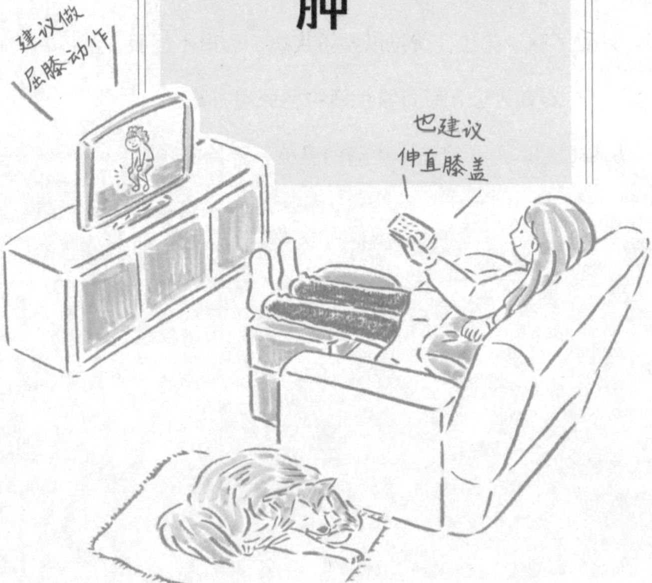

随着年龄的增长，膝盖下面的血管可能会变得突出并明显……这是静脉曲张的信号。所谓静脉曲张，就是腿部静脉隆起，像瘤子一样凸起。因为血管处于不正确的位置上，所以血液流回心脏的速度变慢。得了静脉曲张的话，会出现腿抽筋、水肿、麻木、发痒等症状。

膝关节血管堵塞的话，跪坐会变得艰难，膝盖以下的血液难以流回心脏，容易静脉曲张。因此，我建议，在家坐沙发或椅子时，不要把小腿放下去。如果像平时那样，小腿垂直向下的话，血液很难泵送回心脏，容易停滞在膝盖下面。市面上有软垫搁脚凳，坐的时候请利用这些东西把腿伸向前吧。

另外，据说为了消肿，睡觉时把脚放在靠垫上垫高睡比较好，这其实不对。垫高脚睡觉的话，翻身的时候会打乱身体的平衡，反而会导致脖子痛和腰痛。所以，抬高脚的方法请在睡前进行。

23

站立时请注意脚掌的三个点

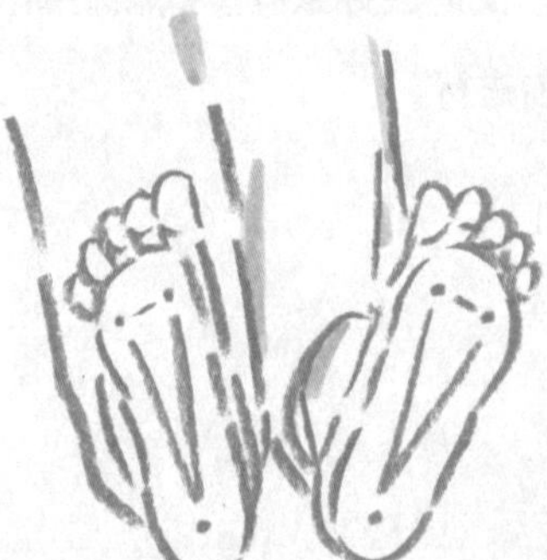

我看到很多人在平时站立的时候，重心位置不正确。正确的站立方法应该是，用大脚趾骨根部、小脚趾骨根部、脚后跟中央这 3 点均衡地承担身体重量，即“3 点站立”。首先，要检查一下站立时自己的重心位置。重心位置不同，引发的不适症状也不同。身体重心前移，容易引发肩酸、眼疲劳的症状；重心全部落到脚心的人，内脏负担会加重，容易感到疲劳；重心置于脚跟的人，除了会有腰痛和妇科问题之外，还容易患老年痴呆。所以，为了预防以上问题，请掌握以下“3 点站立”的方法吧。

① 左右脚保持一个拳头的距离，双脚平行站立。

② 肚脐用力，使肚子凹陷。

③ 分开大脚趾和二脚趾。

④ 轻轻咬合槽牙，目视前方。

这样就能自然地形成“3 点站立”了。此外，也可以使用能让人保持正确站姿的鞋垫。那些脚心角质硬、费鞋、膝盖或大腿关节疼痛的人，其站姿可能有问题。所以请学会“3 点站立”，预防这些问题吧。

利于腰腿健康

24

上走楼梯，下坐电梯

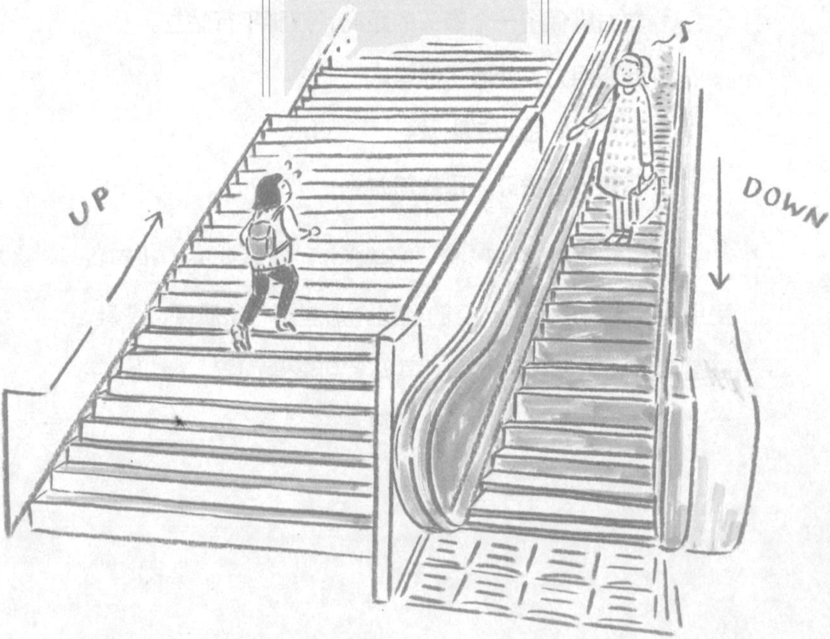

为了锻炼身体，不至于缺乏运动，很多人尽量不坐电梯，而走楼梯。但是我建议下楼时最好不要走楼梯。

请您仔细听一下上下楼梯时鞋子发出的声音，下楼梯的声音应该比上楼梯时的大。

这是因为下楼梯时，脚部承受的负担是上楼梯时的好几倍。

上楼并不会给脚造成很大负担，还能锻炼肌肉，所以建议上楼走楼梯。但是下楼时脚部使用较多，会使脚踝、膝盖、大腿关节的软骨磨损。长此以往，上了年纪时脚踝、膝盖、大腿关节就会疼痛，走路艰难。

所以最好的方法就是上楼走楼梯，下楼坐电梯。下楼时如果行李多、负担重的话，更要避免走楼梯。

建议平时走路的时候，最好不要发出脚步声，一步一步安静地走。另外，高跟鞋会给足部带来巨大负担，一定要注意。高跟鞋不是用来走路的，而是用来盛装打扮的。所以，穿高跟鞋时最好坐车尽量少走路。

对减肚子有效

25

站着唱歌，能使肚子变紧绷

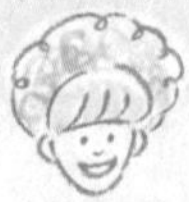

随着年龄的增长，许多人肚子上的肉一点点变多，腹部凸出来，多出来的肉甚至“用手一抓一大把”。这类朋友想马上投入运动，却又做不到。那么，建议这类朋友试试“站着唱歌”这个方法。

这是专业歌手教我的方法。据说，只要站着从腹部发声唱歌的话，自然会使用到腹部肌肉，肚子会收紧。可以跟着电视唱，也可以播放自己喜欢的歌曲跟着唱。虽然也可以去卡拉 OK，但是，如果在里面一边吃喝一边唱歌，或者里倒歪斜地坐着唱的话是没有效果的。必须站着，从腹部发声歌唱。

另外，平时站立或走路时，尽量保持一种头部被吊起来的感觉，并且尽量伸展腹部，这样做对消除凸出的腹部有很好的效果。

不用特意去健身房，只要每天能坚持做这些简单的动作，身体就会变紧致。

有助于改善肩酸、调整体态

26

向后舒展肩膀，可以改善肩酸

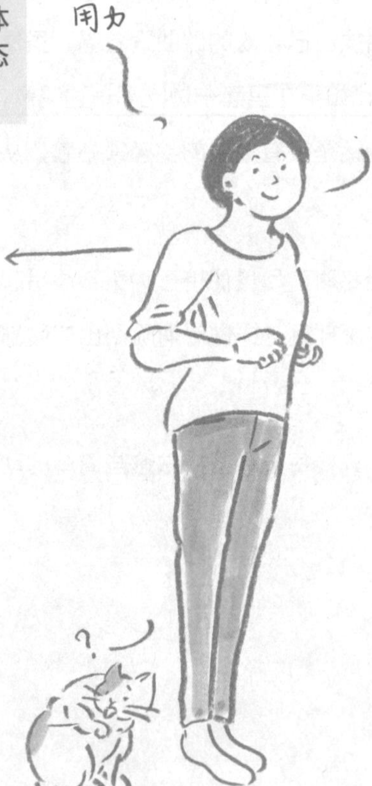

因为经常用电脑工作，有些人会一直弓着背。如此一来，肩膀会一点点向前内卷，最后变成了内扣肩膀。不仅会给人老气的印象，还会引发肩酸，并且对肺部、心脏、胸部的淋巴也会造成负担。

扭头看自己的肩膀，如果能看到整个肩膀的话，说明有肩膀内扣的问题。如果想修正，不想看到整个肩膀，就请尽量用力舒展左右肩胛骨向背部中央靠拢，舒展到即使扭头看，也看不到整个肩膀的程度。可能一开始做不到，那么请尽量做，哪怕肩膀的位置只有一点改变也好，一天重复几次。如此一来，肩胛骨周围的活动区域就会扩大。这样，就可以改变原来内扣的肩膀，使其变成打开的状态了。

我的客人坚持了一个月后，肩膀恢复到原来的位置，治好了肩酸、肩痛。压力大的人，肩膀容易内扣，所以请实践此法，并养成习惯吧。

我以前去香港的模特学校参观学习时，学过使体态变好的知识，就是背部靠墙站立。从后脑勺到后背再到脚跟，都尽量靠在墙上。这个姿势只要坚持几分钟，体态就会变好。此法可以调整全身的肌肉平衡，也可以使内脏回归到正确的位置上，有紧致身体的效果。

以上两种方法都很简单，只要坚持就能保持体态紧致、优美。

27

脚指甲剪得过短，也许是跌倒和腰痛的元凶

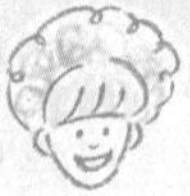

令人感到意外的是，很多人不知道趾甲的正确修剪方法。我在这里介绍给您。

趾甲里积累很多污垢后，会发出难闻的气味，趾甲也容易往肉里长。在洗澡的时候，最好一周清理一次。

此外，有趾甲脆弱易断、趾甲变色等问题的人，建议在浴室里做做按摩。先给脚趾涂上肥皂，但不是按摩趾甲，而是按摩从趾甲根部到第一个关节之间的部分。然后再从趾甲根部按摩到趾尖。坚持下去的话，1~2 年后，会生出健康的趾甲。

另外，更重要的是趾甲的修剪方法。经常有人把趾甲剪得很短，短到露肉。但一定不要这样。而且不要用指甲刀剪，使用指甲锉吧。形状的话，按照趾头的弧度修剪。修剪好后，涂上养护油，健康的趾甲就会长成啦。

28

肥大的鞋对身体不好

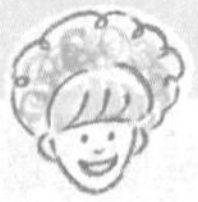

足部有问题的人，有可能是因为穿了不合脚的鞋。所以，这里介绍一下选鞋的方法。

买鞋的话，最理想的就是去有专业人士指导的店。但是这种店很少，所以自己要懂得怎样选鞋。

女性在生理期之前和生理期期间脚是肿的，这时去买鞋的话无法买到合适的。所以，避免在这时买鞋。此外，如果鞋店的地面铺地毯的话，即使试穿，也无法判断出走在柏油路上时这双鞋对脚部的冲击力。所以，一定要在没地毯的地方试鞋。另外，也可以拿着手提包之类的走走，测试一下负重时地面对脚部的冲击。

另外，“嗖”地一下就能脱下来的大鞋，千万不要买。如果脚在鞋里的活动空间过大，足部的弧度就不能正常地发挥作用了，脚掌会变平变宽，最后容易形成扁平足。但是，话虽如此，过紧的鞋也不可以。最好选择能根据自己的足部状况随时调整的、有鞋带的鞋子。穿鞋的方法也很重要，使脚跟贴紧鞋跟，给脚尖留点空间，这时系鞋带的话，不会给足部带来负担，还能预防腰痛。

所以，记住以上选鞋和穿鞋的方法，就可预防足部问题了。

可以减压

29

肋式呼吸，让郁结之气和压力统统不见

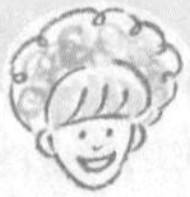

气功老师教我一个可以使“郁结之气消散”的方法，就是肋式呼吸。

双手抵住肋骨下边，以一种往里灌气的状态，用嘴大口吸气，再用嘴吐气。反复几次。

因为此法对心理和精神方面的问题尤其见效，所以内心疲惫、意志消沉时，或者有应付不了的事情时，建议试试。同时，此法也可以清洁心肺和气管等器官，提高心肺功能；对提高免疫力同样有好处。

据说在中国台湾，很多人一大早就在公园里做肋式呼吸，能让烦心事和压力统统消失，使心肺和气管富有活力。

当感到失落或有压力时，请一边有意识地触摸肋骨下面，一边呼吸，感受那里的空气内外交换。

在中国台湾，人们在做足浴时有放入乌龙茶的习惯。乌龙茶有杀菌作用，可以使脚部毒素排出，全身血流顺畅。建议大家试试用此法消除体内郁结之气。此外，如果能一边做乌龙茶足浴，一边做肋式呼吸的话，效果会倍增。所以，请尝试用这个方法来消除烦闷、抚平焦躁的心情吧。

专栏 4

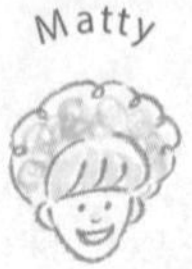

女性喜欢的排毒甜点

我推荐的排毒甜点是银耳药膳。在中国台湾，银耳一直被认为是能够延年益寿的食物而备受喜爱。同时，银耳也作为提高肝脏功能、改善便秘的排毒食材来使用。因其富含胶原蛋白，在滋润身体的同时，还可以预防斑点、皮肤干燥等肌肤问题。所以，最适合女性食用。我一去中国台湾，就会买很多银耳回来，在家做银耳药膳甜点或银耳味噌汤。同时，也会使用枸杞和大枣，枸杞对皮肤有益，大枣可以调理妇科问题。请试试吧。

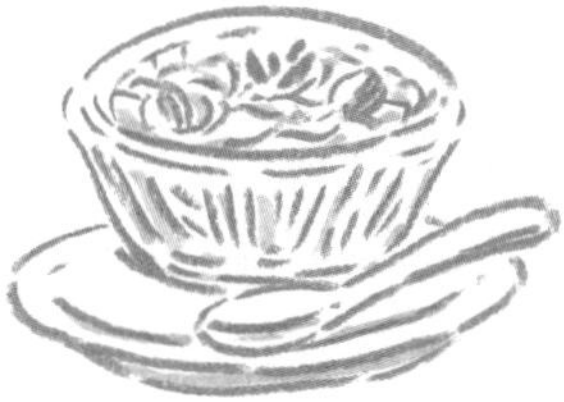

银耳药膳

材料（4 人份）

银耳……3 大块

大枣……1 把

枸杞……适量

冰糖……适量

制作方法：

1. 将银耳洗净，放置 1 小时，沥水。然后，把银耳根部切掉再切成小块。洗净大枣和枸杞。
2. 将 1 中提到的食材放入锅中加水，水面刚好没过食材后，再加一点水。然后，用大火加热。煮沸后，再用小火煮 10 分钟。最后，加入冰糖调味。
3. 关火，盖上锅盖，放置 1~3 小时就做好了。冰镇吃或者加热吃都可以。

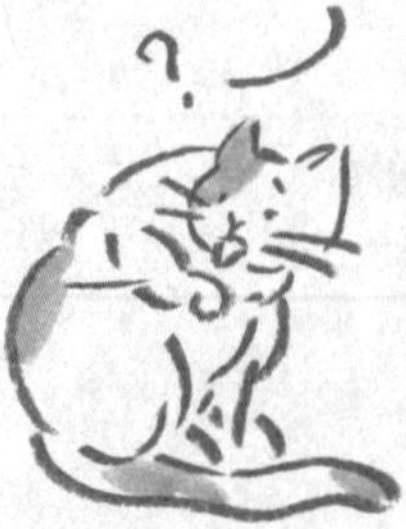

bu shi zheng zhuang

bao jian pian

不适症状保健篇

肩酸、腰痛、眼疲劳、不孕……

本章介绍的保健法可以击退这些令人烦恼的不适症状。

都是简单且容易坚持下去的方法，

所以，快来试试吧。

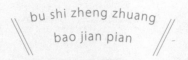

对肩膀酸痛有效

30

改善肩膀酸痛的『万岁』分解动作

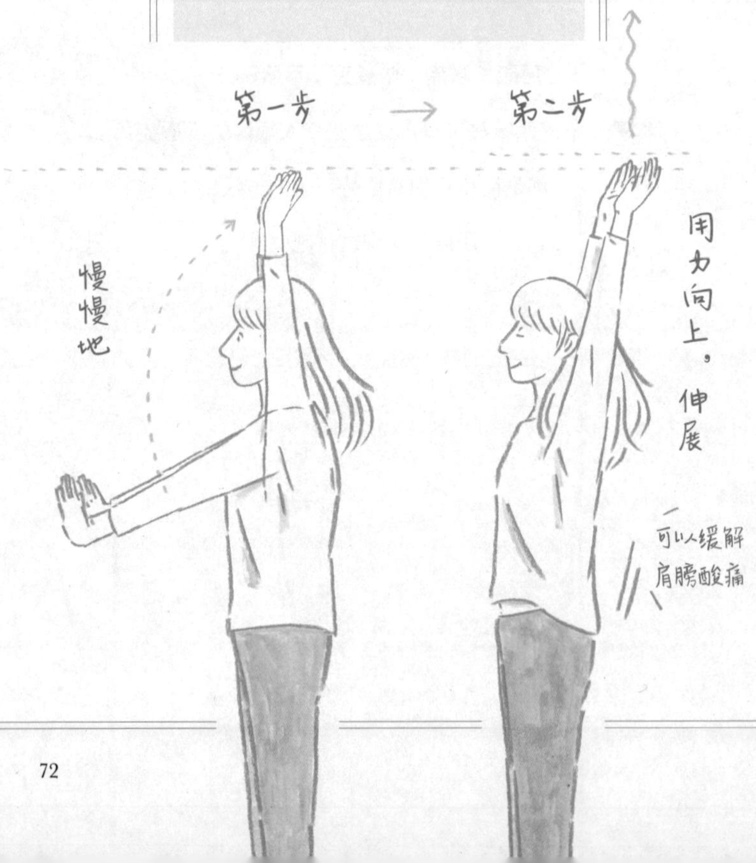
第一步
第二步
慢慢地
用力向上，伸展
可以缓解肩膀酸痛

因为我从事足部穴位师的工作，经常有客人问我，“你的肩膀会酸痛么？”当我回答“完全没有”时，他们总会感到吃惊。接下来会问，“你是怎么做到的？”这时，我会告诉他们做“万岁”分解动作。

首先双手缓慢上举，举到最高。然后在最高点处双手重新发力够天花板，这时尽量保持两臂靠在耳后并向上伸展。

“万岁”的动作不要一气呵成，要分步操作。通过这两步动作，可以使肩胛骨的周围得到充分运动。

如此一来，血液就会从指尖流回心脏，肩膀周围的骨头和肌肉上附着的废物会被去除掉，轻松地消除肩酸、肩痛的症状。

放下双臂时，会明显感受到胳膊里血液流动变好，血液循环得到改善。

在长期用电脑办公或伏案工作的人中，大多数会有肩膀酸痛的烦恼。那么，在工作的间隙，试试“万岁”的两步分解动作吧。想起来的时候做几次就会起效。

因为这个方法简单好操作，所以只要经常做，就会告别肩周炎和手臂麻木。

31

斜向上、斜向下转动眼球，可预防眼睛老化

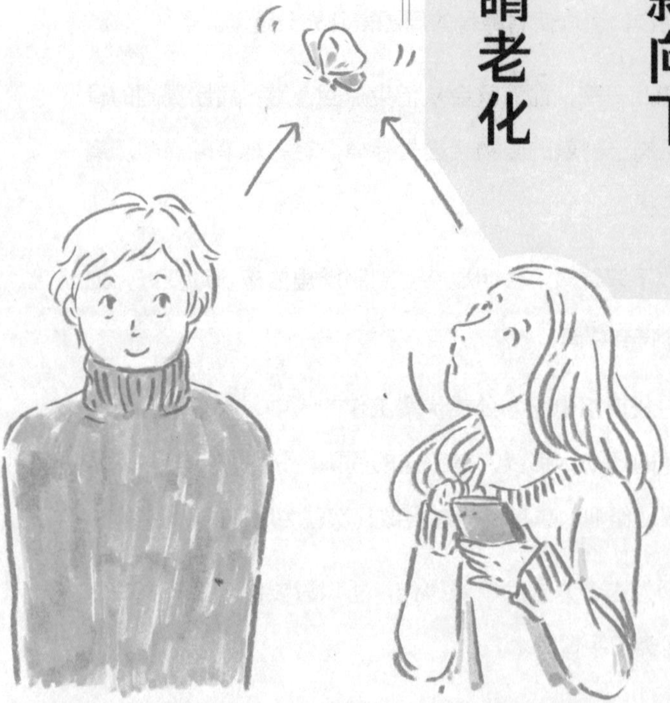

试着将眼球斜向上、斜向下转动。这个时候，下巴也跟着动的人，说明眼睛正在老化。

本来，哪个方向都能看才是眼睛的正常状态。但是，最近人们习惯看手机，眼睛总是垂直向下，而斜向上、斜向下看的机会变少了。所以，眼球不能朝这个方向运动的人变多了。

当眼睛斜向上或斜向下看的时候，如果下巴也在动，证明眼球的运动能力变差。眼球运动能力变差会加速眼睛老化，所以请勤做眼球斜向上、斜向下的转动运动。

每个人转动眼球的习惯都不一样，不光是斜向上、斜向下，也要多练习其他难以转动的方向。例如，斗鸡眼、顺时针、逆时针运动，勤加练习效果会更好。闭眼转动眼球也可以。

这样的锻炼除了能缓解眼疲劳、老花眼之外，对白内障、青光眼等未来可能发生的眼病也有预防作用。孩子坚持做的话，还能改善假性近视。

工作的间隙，想起来的时候请多练习吧。

对眼疲劳有效

32

在浴缸里热敷眼睛，可缓解眼疲劳

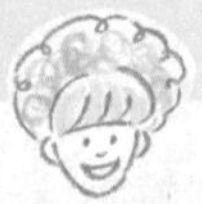

现代人，一整天都在看电脑和智能手机，所以很多人会因为眼疲劳和眼部充血而烦恼。

为了消除眼疲劳，建议“热敷眼睛”。

将毛巾弄湿，拧干水分，用 500 瓦的微波炉加热 30 秒左右，在浴缸里泡澡的时候放在眼睛上，直到毛巾温度下降为止。

泡澡时体温会上升，所以也要把毛巾的温度提高一点，这很重要。但是，千万注意别烫伤。热敷眼睛的方法除了洗澡之外，其他时候也可以进行。

眼睛变暖的话，副交感神经会占优势，使人放松。所以，洗澡的时候热敷眼睛，晚上入睡也会变得顺畅，一定要试试！

对不孕有效

33

苦于不孕的人，请揉脚踝吧

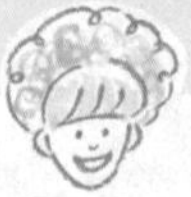

听说最近有很多人因为不孕而烦恼。虽然进行了不孕治疗，但还是怀不上孩子。

其实，足部穴位按摩对不孕同样有效。

治疗不孕的穴位在脚踝，脚踝内侧是与子宫有关的穴位，外侧是与卵巢有关的穴位。

生理期第一天，身体容易不舒服，这时可以按摩脚踝内侧和外侧。

内侧和外侧的按摩方法一样，用大拇指画半圆来回按摩脚踝骨的下半部分。

脚踝的骨头不明显的人，容易不孕。即使怀孕，妊娠反应也会很厉害。所以好好按摩，使踝骨清晰可见吧。

男性脚踝的内侧和外侧也有生殖器相关穴位，所以有不孕烦恼的人，建议给您的伴侣也做做脚踝按摩。

另外，脚后跟也有与生殖器相关的穴位，一起按摩的话会更有效果。

对不孕有效

34

改变一下造孩子的时间

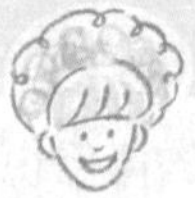

还有一个方法，分享给难以怀孕的人。

想要怀孕的人一般都会配合排卵时间受孕。如果还是不行的话，请改变一下造孩子的时间吧。

即使是排卵日，也有区别。排卵日刚刚开始时，卵子最鲜活，那时造孩子的话，怀孕的概率大。最近一次月经如果在早上来潮的话，那么排卵期就很可能在早上。所以不要像往常一样晚上造孩子，改成早上进行吧。

很多人去国外度蜜月很容易地怀上了蜜月宝宝，这与改变了造孩子时间有很大关系。另外，蜜月之后，许多人很难再怀上二胎，可能是因为又把造孩子的时间固定在晚上了。

本来新婚旅行就是受孕旅行，目的就是为了整天都能造孩子而进行的。所以，不易怀孕的人，可以去蜜月旅行。

有个朋友对我说："我丈夫的工作是 3 班轮换制，改成早上受孕没多久就怀上了。"所以，调整受孕时间，虽然只是一个小小的改变，但却有显著的效果，请一定试试。

对水肿有效

35

『嘭嘭』地撞击膝盖，可迅速消除腿部水肿

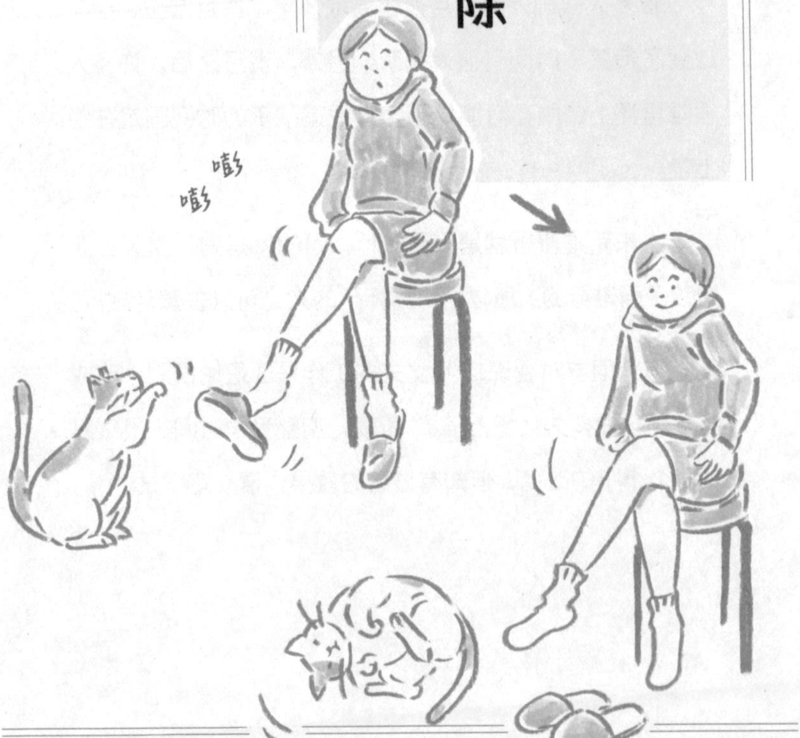

有水肿烦恼的大多都是女性。

人体布满了流动淋巴液的淋巴管，在淋巴管汇集的部位有淋巴结，起到过滤废弃物的作用。

腿部的大淋巴结在膝盖内侧。

因长时间工作，保持站、坐的姿势，不活动腿的话，血液和淋巴液会因为重力作用滞留在腿部，膝盖内侧的大淋巴结里也会积累代谢物。那么，腿部的血液和淋巴液就很难回到心脏，因此产生浮肿。

有效消除腿部水肿的方法就是“嘭嘭”地撞击膝盖。坐在凳子上，把勾着鞋或拖鞋的一条腿叠放在另一条腿上，两膝交叠。然后，用下腿的膝盖骨“嘭嘭”地撞击、刺激上面的腿，使其弹跳起来。这样做可以消除膝盖内侧的堵塞。如果撞击时能保持鞋子不掉的话，还可以使血液轻松地流向脚尖，改善血液循环。然后，脱掉鞋子继续撞击膝盖。如此一来，整条腿的血液循环将得到改善，消除浮肿，变成美腿。

另外，出门前两手握拳从左右脚踝到大腿，“嘭嘭”地来回捶打 3 遍，也可以有效地消除腿部水肿。不仅出门前，回家后也可以进行。

对感冒有效

36

用保温、保湿抵御感冒

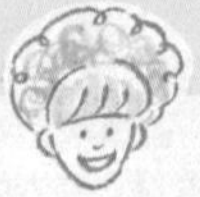

我的沙龙平时有很多人出入，更容易传播流感等病毒。为了防止这种情况，我经常使用加湿器。因为，细菌和病毒扩散的一个重要因素是干燥的空气。特别是在干燥加剧的冬天，必须要保持室内湿润。我使用的加湿器有消毒效果，还能产生温暖的蒸汽，所以不容易引起感冒，也不会令手部干燥。

人们常说感冒时最好不要洗澡，但是我觉得可以泡澡。因为泡澡能促进血液循环，容易进入深度睡眠，身体抑制病毒的能力会随之提高，感冒很快就会痊愈。但是，泡澡方法很重要，泡 5 分钟左右即可。时间过长会消耗体力，适得其反。

另外一个要点是泡澡时不要清洗身体，清洗身体会使皮肤因为失去油脂和水分变得干燥，病毒和细菌就很容易入侵了。除此之外，滋润的皮肤还能保持身体的热量，所以不要洗身体。沐浴后再用乳液滋润全身吧。

对腰痛有效

37

腰痛的人在站立和提重物时，请咬合槽牙

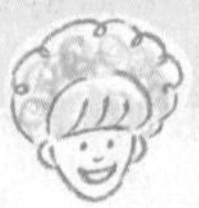

建议患腰痛的人，还有稍微做一点动作就会引发疼痛的人做咬合槽牙的动作。

这些人在提重物、站立、坐着的时候，容易发生疼痛，这时请咬合槽牙。如此一来，骨头就不易移位，腰痛也不易发生了。

当做一些容易引发腰痛的动作时，请试试此法。

容易闪腰的人，以及腰有小毛病担心将来患腰痛的人也可以通过此法进行预防。

另外，请积极摄入富含维生素 B_{12} 的食品。

维生素 B_{12} 有修复末梢神经损伤的作用，对预防腰痛和肩酸也有好处。富含维生素 B_{12} 的食物有：蚬、蛤仔、赤贝、牡蛎、文蛤、盐渍鲑鱼子、牛肉和鸡肝。请每日均衡摄取这些食物。

此外，在本书第 55 页介绍过下楼梯会损伤腿脚，其实还会给腰部带来负担，所以建议下楼时使用直梯或手扶梯。

对脚癣有效

38

不想患足癣的话，就不要使用地毯

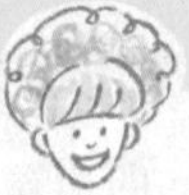

感染足癣的一个重要因素就是地毯。地毯容易滋生细菌，所以一人得足癣，全家都遭殃。即使用强力吸尘器打扫也没用，因为真菌会迅速繁殖。所以最好不要用地毯，直接踩在地板上就好。如果是租赁过来的房子，原本就有地毯又拿不掉的话，那么请一定穿上拖鞋。不过家人共享拖鞋的话，一切对策就毫无意义了。最好每个人都有自己的专用拖鞋。

在医院等多人共享拖鞋的地方，很容易传染足癣，所以请穿上袜子。

脚部脱皮，说明可能已经感染了足癣，也许地毯就是元凶，建议尽量不用地毯。

预防足癣，参照本书第 31 页的方法来洗脚和擦脚会有效。

另外，一天之内最好多换几次袜子。

有效预防阿尔茨海默病

39

不想得阿尔茨海默病的话，就让脚跟变软

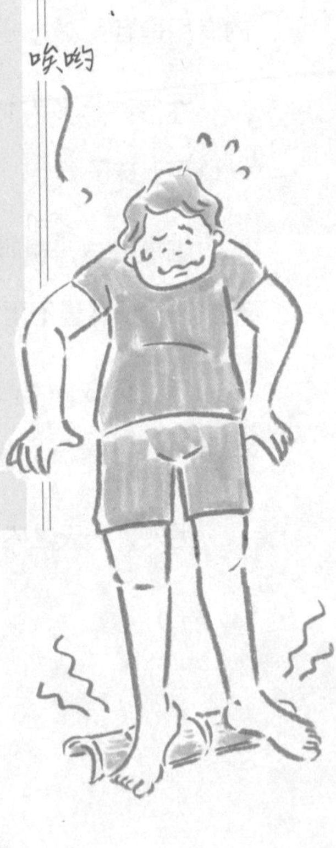

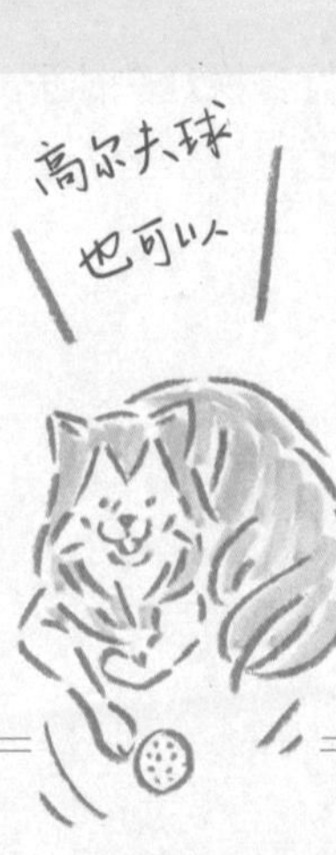

有效预防阿尔茨海默病的方法是使脚跟变软。

把脚掌四等分，最后面的 1/4 是脚跟的部分。女性闭经前，这里有提升性欲的穴位；闭经后，变为预防阿尔茨海默病的穴位。所以，脚跟保持柔软可以预防阿尔茨海默病。

男性也一样，脚跟有提高性欲的穴位；性欲消失后，就会变成预防阿尔茨海默病的穴位。人们常说性欲越强的男性越难阿尔茨海默病。事实正是如此，脚跟柔软的人性欲强，不容易变傻。所以，如果不想变阿尔茨海默病的话，就经常保持脚跟柔软吧。想要提高性欲的人也可以这样做。

方法就是，让脚跟撞击楼梯的边缘进行刺激；或者用竹子做的拱形的足底按摩板刺激；还可以把高尔夫球放在地上，脚跟踩在上面，骨碌骨碌地滚动高尔夫球来刺激。这样的话，脚跟就会变柔软。脚跟的角质过硬也不好，最好使用去角质乳定期进行保养。

另外，还有一种方法可以预防阿尔茨海默病。当人们有想不明白的事情时会发出“是什么来着”的疑问。但是最近，大多数人遇到不解后，马上使用电脑或智能手机查找答案。其实，“是什么来着”思考得越久，脑神经细胞就会变得越强，大脑机能就越不容易衰退。所以，遇到不懂的问题不要马上搜索，而是延长思考时间，这样可以防止大脑衰老。

排毒茶

有些茶有排毒作用，

我经常喝的是以下 3 种茶。

虽然茶有很多种产品，

但是建议尽量选择有机产品。

鱼腥草茶

鱼腥草，因其有 10 多种功能，也被叫作“十药”，自古以来就作为药草使用。用鱼腥草做茶，不仅能帮助身体排毒，还能改善痤疮和皮肤粗糙。此外，还有改善便秘、促进血液循环、解除疲劳、消除水肿等功效。我经常在吃多的时候喝它。

柿叶茶

据说柿叶茶富含的维生素C是柠檬的10~20倍。柿叶茶有降血压的作用，可以预防高血压。

此外，柿叶茶还富含单宁，而单宁可以分解多余的脂肪。单宁还可以跟饮酒后代谢形成的乙醛结合，使之排出体外，可以预防宿醉。此外，它还能缓解焦躁，所以建议有压力的时候试试喝柿叶茶。

冻顶乌龙茶

中国台湾是有名的茶产地，我经常喝的是冻顶山出产的冻顶乌龙茶。和日本人印象中的茶的颜色或者黑色乌龙茶不同，冻顶乌龙茶的颜色介于黄和黄绿之间。冻顶乌龙茶对胃部的刺激小，还富含可以抑制活性氧的多酚以及维生素C，据说还能抗过敏。

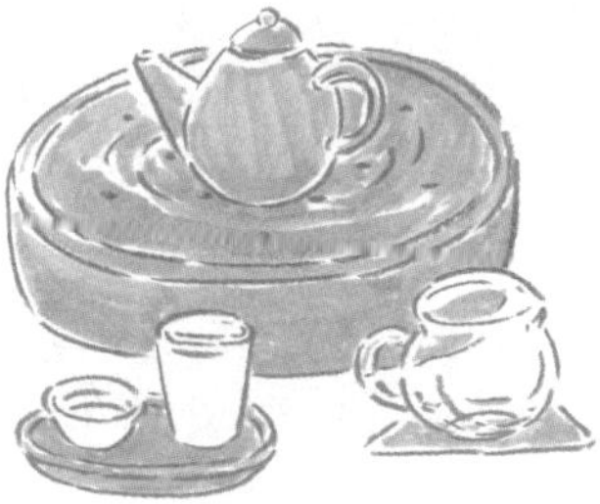

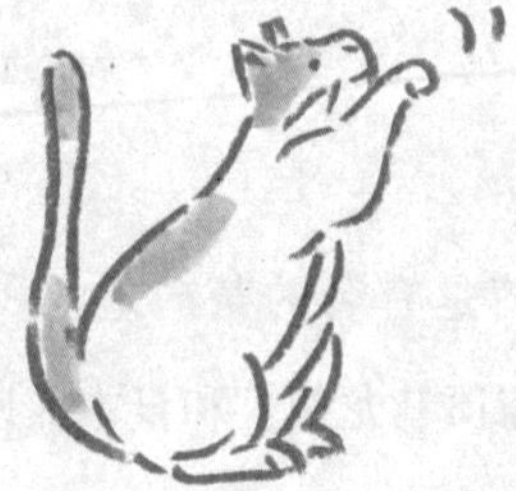

zu bu xue wei pian

足部穴位篇

只要按压足部穴位，

就能获得意想不到的排毒效果，没有比这更实惠的了。

这里，特别介绍能提高脏器排毒效果的足部穴位。

用错方法的话收效甚微，所以请记住正确的方法，

并养成按压足部穴位的习惯吧。

在按压足部穴位之前……

麦缇式足部穴位按摩法，是以中国台湾的足部穴位按摩法为基础，经过我独立的研究，汲取了德国、法国、美国等发达国家足部护理的精髓，建立起来的原创方法，特点是比一般的足部穴位按摩的排毒功效好。

本来，足部穴位按摩法也叫反射疗法，通过刺激穴位（足部反射区）将体内废物排出。所谓的穴位，就是靠近骨头的末梢神经，存在于皮肤深处，面积和深度各不相同。当按压穴位时有疙疙瘩瘩的感觉，证明这里积累了废物。所以，如果刺激该穴位的话，穴位承载的身体器官的功能就会改善，足底的向上泵血功能也将得到提升，促进血液循环。最后，废物会随着血液或淋巴液到达肾脏，经肾过滤之后，随着尿液排掉，这样就产生了排毒效果。

如果习惯性地按压足部穴位的话，不仅能促进排毒，还能改善各种不调。在按压的时候，请遵守以下注意事项。

进行足部穴位按压时的注意事项

1 清洁足部。角质层厚的人请用锉子修整。

2 饭后马上按压的话，会对消化器官产生负担，所以不要这样做。饭后 30 分钟再进行。

3 一定要涂上润肤霜操作。特别推荐含有 20% 以上尿素的润肤霜。

4 按压完后，为了让废物尽早排出体外，一定要喝接近体温的 200 毫升以上的白开水。如果过了 1 小时还没有排尿的话，就再喝 1 杯。
注意：身体有问题需要限制饮水的人群，请咨询医生。

5 如果在软垫或沙发上按压的话，用不上力，所以请坐在地板上或硬邦邦的椅子上按压。

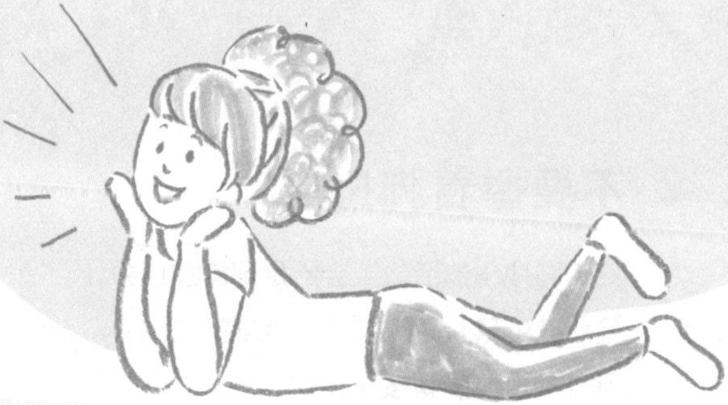

按压规则

1 从左脚开始

因为心脏对应的穴位在左脚，
所以足部穴位按压一定要从左脚开始。
可以帮助心脏将血液输送到全身各处，
促进体内废物代谢，提高排毒功效。

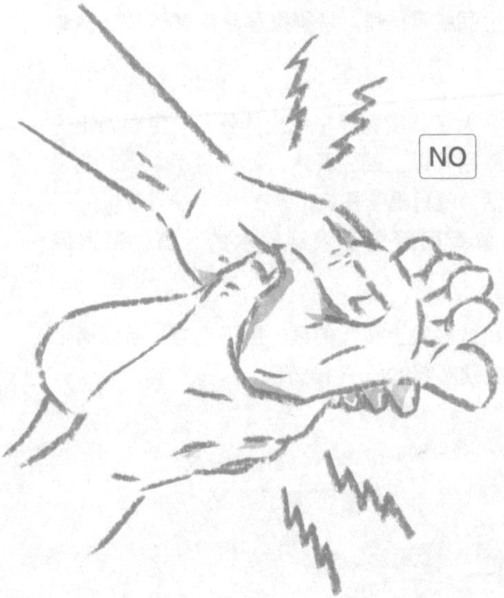

2 不要握着脚按压

握着脚按压的话，手会给足部施加压力。
足部穴位只有一点按压才能发挥功效，
所以不要握着脚按压。

3 不要两点按压

一个穴位，两手分两点按压不会起效，这样不行。

使用两手时，一定要手指交叠向同一点施力按压。

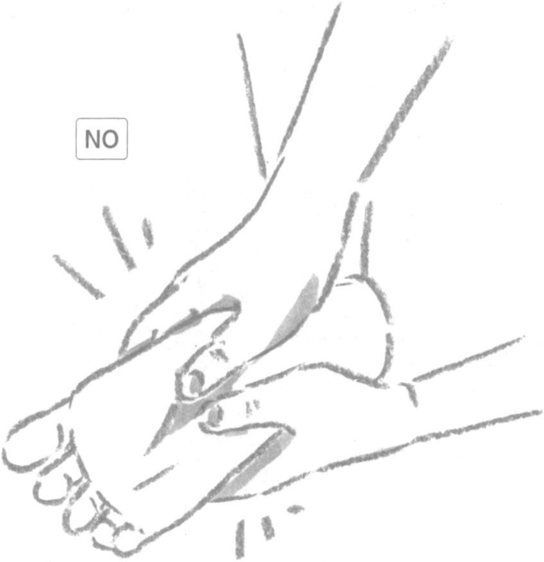

4 按到按不下去

按压足部穴位，最好按到不能再按的程度。

一直按压到最靠近骨头的末梢神经的位置，才能获得显著效果。

与疼不疼无关，按到不能再按是关键。

5 同一个位置用同样的力道按压 3 次以上

如果某个穴位没有用同样的力道按压 3 次以上的话，是没有效果的。
（直到足部习惯按压为止，要按 10 次）

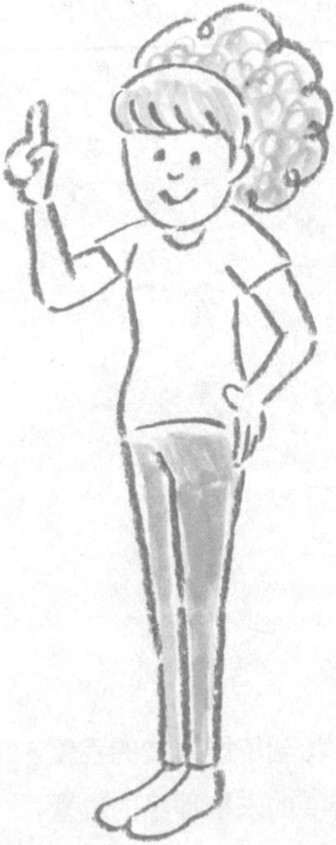

只要按压足部的这个穴位就会变健康!

排毒(肾脏、膀胱)的穴位

主肾脏的穴位和主膀胱的穴位是两个特别重要的排毒穴位。这两个排尿器官作为体内垃圾处理厂，一旦功能下降，排毒能力也会下降。所以先按压与肾脏和膀胱有关的穴位再按压其他穴位，才是足部穴位按摩法的根本。

主肾脏的穴位，位于脚掌正中央的位置。将大拇指的指腹横贴在主肾脏的穴位上，按压 3 秒松开，反复几遍。然后，再向下刮压，一边刮压一边下移，路线呈“J”字，一直刮到内侧脚踝骨的位置。这个“J”字路线上有主输尿管的穴位，如果这里感到硬，且手指很难刮成“J”字的人，容易出现漏尿和尿失禁等不适症状。此外，最终到达的位置就是主膀胱的穴位。如果这里鼓起来的话，说明膀胱功能衰弱，容易引起膀胱炎。可以用食指、中指和无名指的第一个关节按压主膀胱的穴位，并朝着脚后跟的方向刮压。

没有时间的人只要按压左右脚的这两个穴位就能保持健康，请尽量养成习惯吧。

穴位的位置

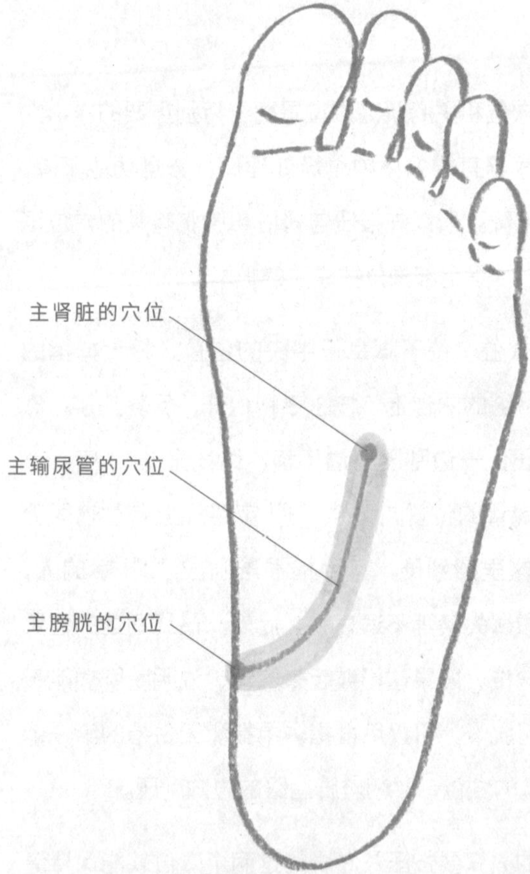

左右脚对称，穴位相同

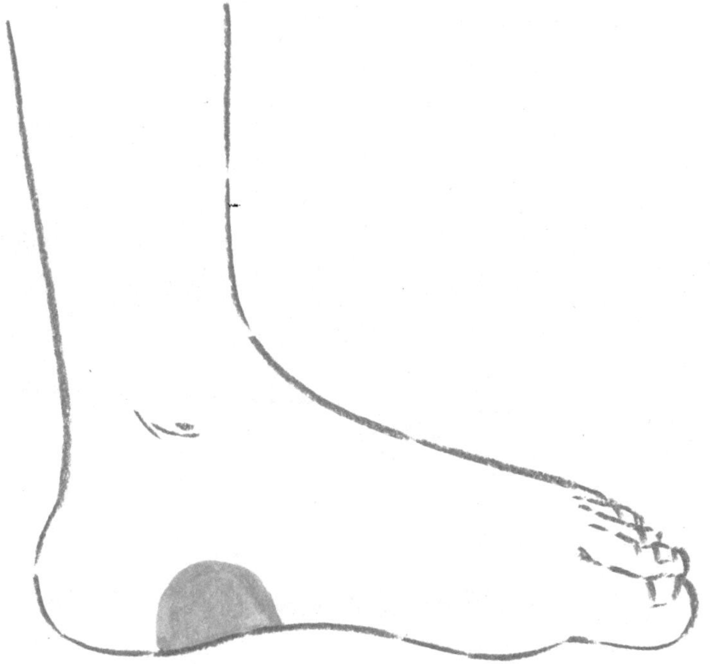

主膀胱的穴位

按压方法

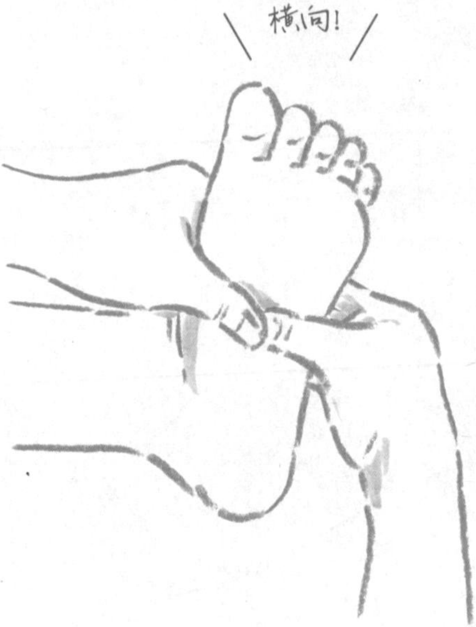

1 将大拇指的指腹横贴在主肾脏的穴位上

主肾脏的穴位位于脚掌的正中央位置。
将大拇指的指腹横贴在主肾脏的穴位上，按压 3 秒松开，重复做 10 次。
使不上力气的人，可以用两手拇指上下交叠按压。

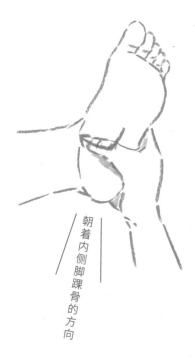

2 以“J”字形向下刮压

接下来，以主肾脏的穴位为起点，向下按压，在接近脚跟的地方受阻后，手指自然改变方向，以“J”字形转弯到内侧脚踝骨的位置。这个动作重复做10遍。诀窍是，刮压此穴位直至顺滑。

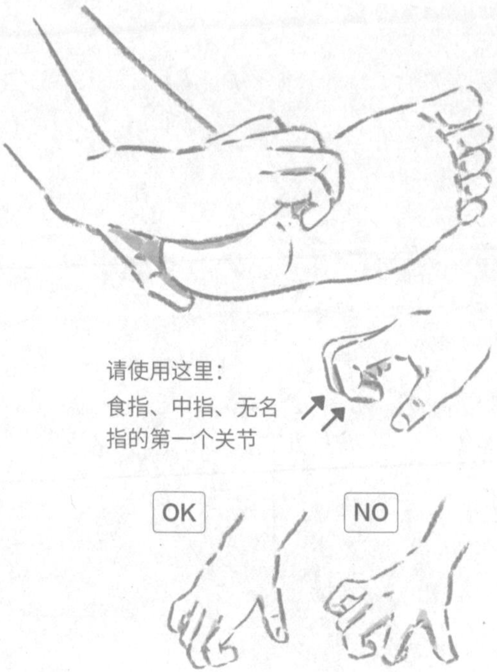
请使用这里：
食指、中指、无名
指的第一个关节
OK
NO

3 用食指、中指、无名指的第一个关节按压主膀胱的穴位

内踝骨前下方，舟状骨下面的凹陷就是主膀胱的穴位。

将大拇指扣在脚跟，食指、中指和无名指弯曲、扣拳，尽可能用手指第一关节刮压。始终保持三根手指不分开，紧紧扣拳。

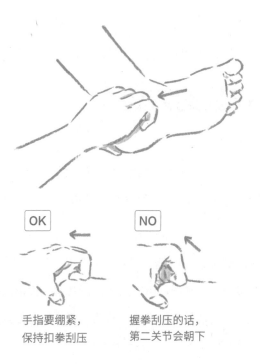

手指要绷紧，
保持扣拳刮压

握拳刮压的话，
第二关节会朝下

4 用手指的第一关节向脚跟处刮压

朝着脚跟的方向，像钉耙钉地一样刮压。
保持手形不变，用手指的第一关节由远及近地刮压。
然后抬手，再次按向主膀胱的穴位。由远及近地刮压很重要。重复做10次。
如果握着手刮压的话，手指第二关节会向下，再次刮压时，会把收集到的废物推回去，所以不要这样做。
（右脚也要做1~4的按压步骤）

它是身体最重要的解毒器官，要认真对待

主肝脏的穴位

体内 90% 的毒素都由肝脏分解，可以说肝脏是最重要的解毒器官。所以，只有提高肝脏功能才能好好排毒。

主肝脏的穴位，只存在于右脚的脚底。沿着右脚小脚趾和第四脚趾之间的延长线摸下去，有一块凹陷的区域。大拇指用力按压这里，再立刻松开，会留下拇指指腹的痕迹，这里就是主肝脏的穴位。从该区域的最上部开始，用食指第二关节向下刮压，并反复操作。

肝功能的衰弱程度可以通过穴位的硬度了解。例如，穴位是全硬，还是半硬，或者是 25% 的硬度。不光是饮酒过量的人的这个穴位会变硬，压力大的人、总是忍耐的人，这个穴位也会变硬。如果这个穴位变硬的话，想要改变没那么容易，要花上半年甚至 1~2 年的时间，才会消除硬硬的、疙疙瘩瘩的状态。所以，为了提升排毒能力，一点一点努力去做吧。

穴位的位置

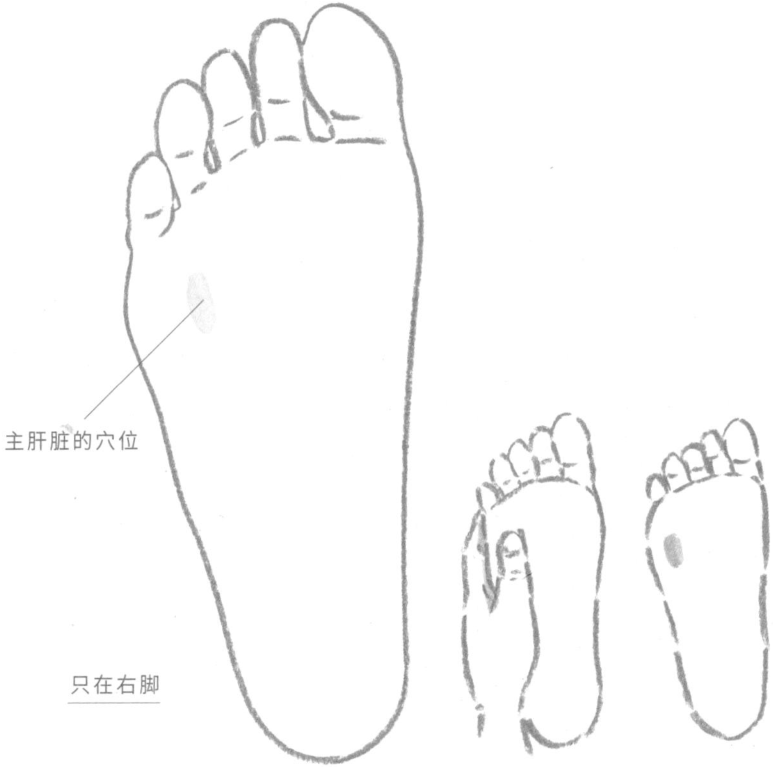

寻找穴位的方法

在右脚脚底，沿着小脚趾和第四脚趾之间的延长线摸下去，有一块凹陷的区域。用大拇指用力按压这里，再立刻松开，会留下拇指指腹的痕迹，这里就是主肝脏的穴位。

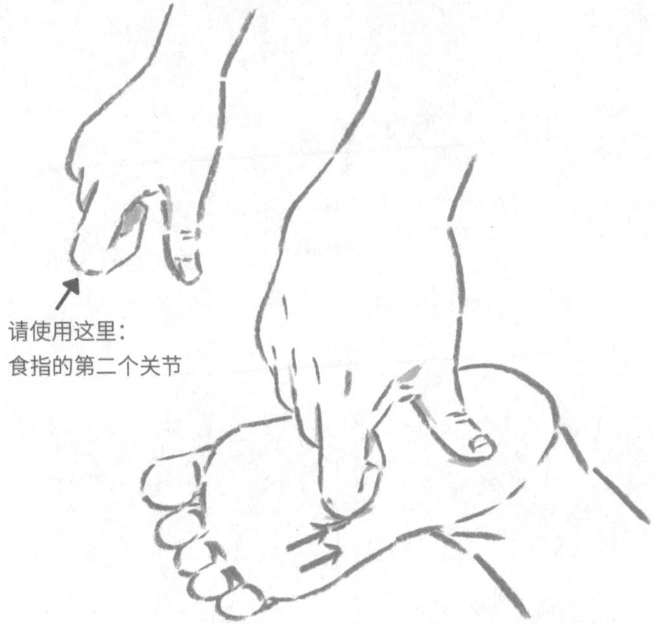

按压方法

以主肝脏的穴位的最上部为起点，用食指的第二关节按压。分两部分刮压，先刮压第四脚趾侧，再刮压小脚趾侧，从上向下，每一侧刮 10 次。

哪里硬，哪里不调

主胃部的穴位

为了能顺利排毒，必须提高胃的消化能力，所以我建议也要按摩主胃部的穴位。

左右脚上主胃部的穴位对称，位置相同，在脚心接触不到地面的位置，大脚趾根部的大骨头的正下方。可用食指和中指的第二关节按压这里，然后再向下刮压到该穴位最下面的位置。

如第 101 页上图所示，如果用一条中线将脚掌分为上下两部分，中线以下、靠近内侧 1/4 部分的穴位变硬的话，属于体虚导致的胃部不适。如果体虚胃弱穴位的外侧一窄条的部分变硬的话，可能是食物过敏引起的胃部不适，这里是与过敏相关的穴位。中线以上、靠近内侧 1/2 的部分变硬的话，是由于压力导致的胃部不适。这里硬的人，是经常把自己想说的话藏在心里的温柔的人。相反，这里光溜溜的人，是按照自己的想法生活的人。自己检查一下吧。

穴位的位置

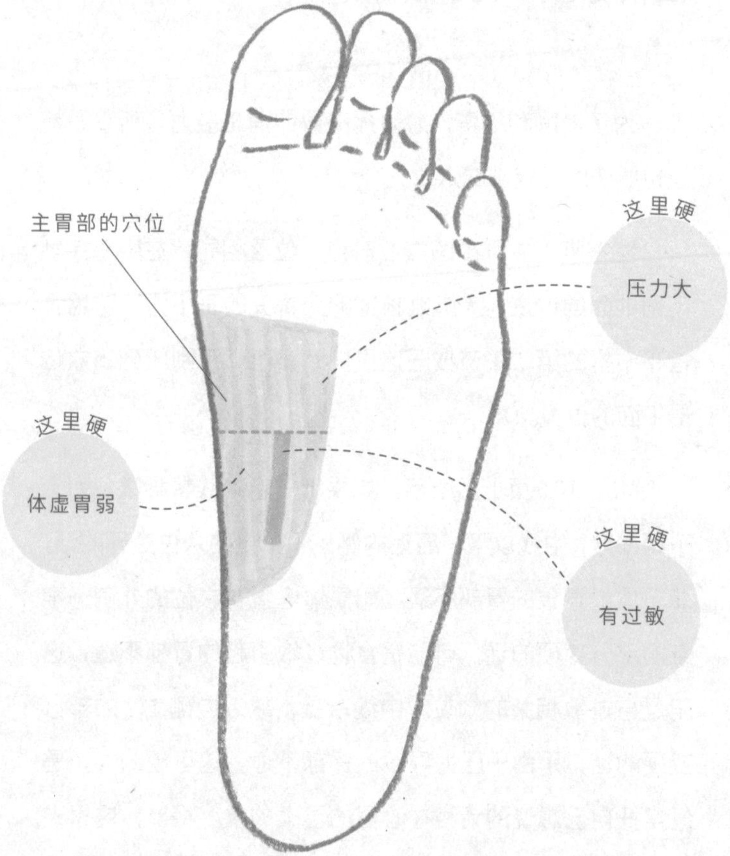

左右脚对称，穴位相同

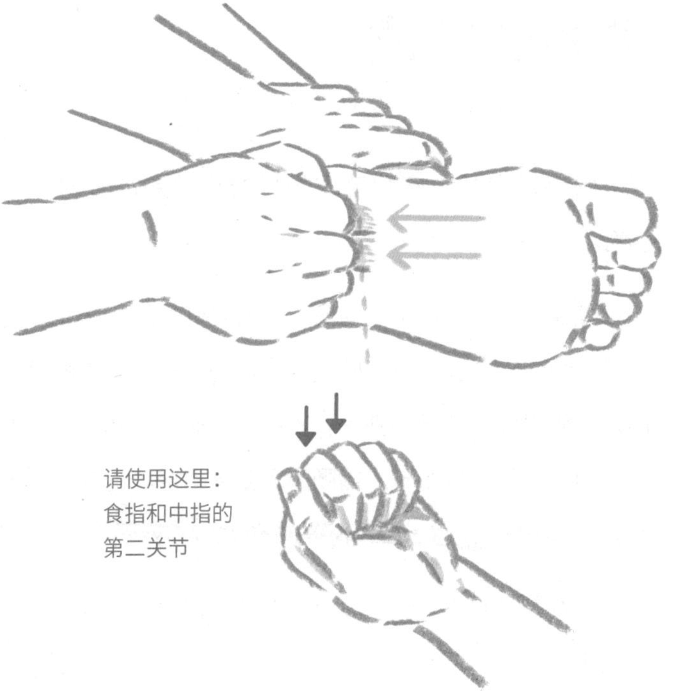

按压方法

手微微握拳，手掌侧朝向脚面，用食指和中指的第二关节由上到下地刮压这个穴位。即从大脚趾根部的大骨头的正下方开始，到脚心不着地部分的最下方。刮压 10 次，左右脚都做一遍。

宿便轻松排出

主肠的穴位

肠可以把体内废物变成粪便排出，是重要的排毒器官。

便秘的人，往往主小肠的穴位会变硬。腹泻的人，主十二指肠的穴位会变硬。据说十二指肠是一个非常敏感的部位，如果经受的压力变大，7~8 小时就会穿孔，所以感到压力的人可以按摩十二指肠的足部反射区。另外，肠内有害菌增多的话，主十二指肠的穴位也容易变硬。

把脚掌横向 5 等分，从脚趾方向向下数，4/5 的部分就是主小肠的穴位和主十二指肠的穴位。以第三脚趾的延长线为界，把脚掌分成两半，外侧部分是主小肠的穴位，内侧部分是主十二指肠的穴位。两个穴位的按压方法一致，用食指和中指的第二关节，刮压到脚跟坚硬部分为止。

即使没便秘，按压十二指肠对应的足部穴位，也有助于排掉积存的宿便。便秘严重的人和想排毒的人，建议把这两个穴位一起按摩。腹泻的人只按摩十二指肠对应穴位就可以了。

穴位的位置

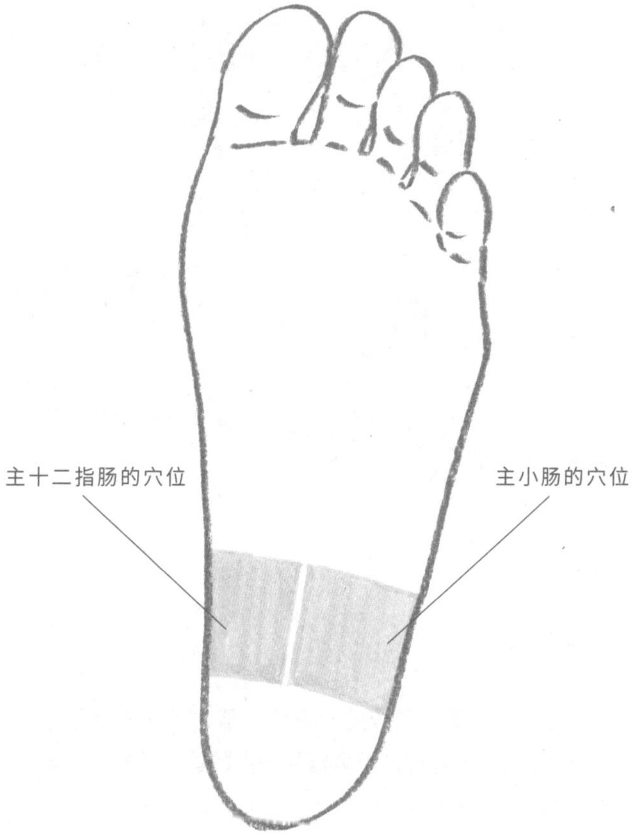

左右脚对称，穴位相同

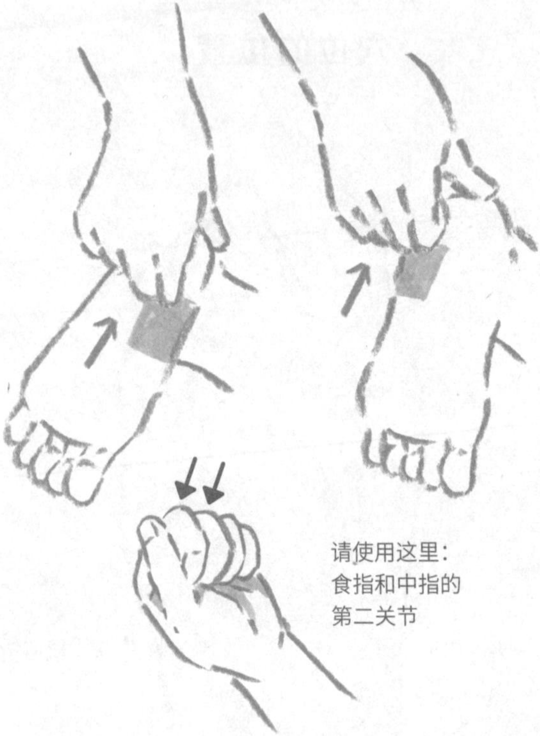

按压方法

将脚掌横向分成 4 等分，第 3 部分内侧是主十二指肠的穴位，用食指和中指的第二关节刮压到脚跟的坚硬部分为止，做 10 遍。外侧部分主小肠的穴位也按以上要领做 10 遍。

一定要用两根手指的第二关节，仔细地刮压直到穴位的边缘。左右脚都要做。

可以改善很难察觉的延迟型过敏

抗过敏的穴位

过敏一般都有自觉症状，但延迟型食物过敏是吃完含过敏原食品后，不会马上出现症状，而是数小时后或数日后才会出现症状的过敏反应。这种情况下，身体会乏累、疲惫，乍一看不像过敏，很难发觉。另外，偶尔的咳嗽、流鼻涕不止，也可能是过敏。

抗过敏的穴位在脚掌中部靠近内侧的部分。掰大脚趾使其上翘，脚心中央会出现一根筋，筋的下半部分就是有助于抗过敏的穴位。用按摩手的食指第二关节按压这里即可。具体操作时，用另一只手握住脚背，其大拇指搭放在按摩手的食指第二关节处，帮助按摩手施力。然后，沿着筋的走向，向下按压，并反复操作。如果这里疙疙瘩瘩的，说明有过敏。接下来，就请用这个穴位改善过敏症状吧。

穴位的位置

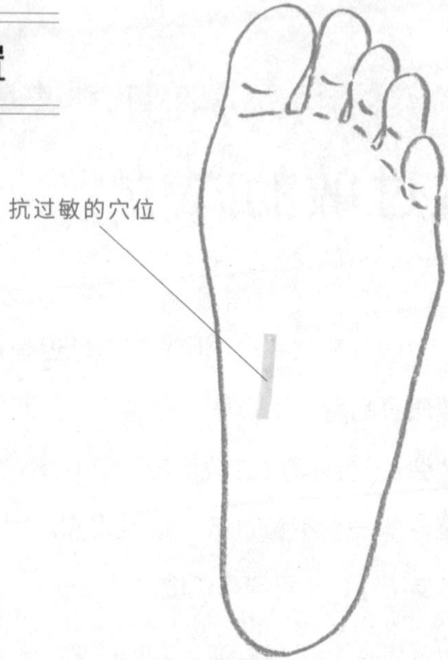

左右脚对称，穴位相同

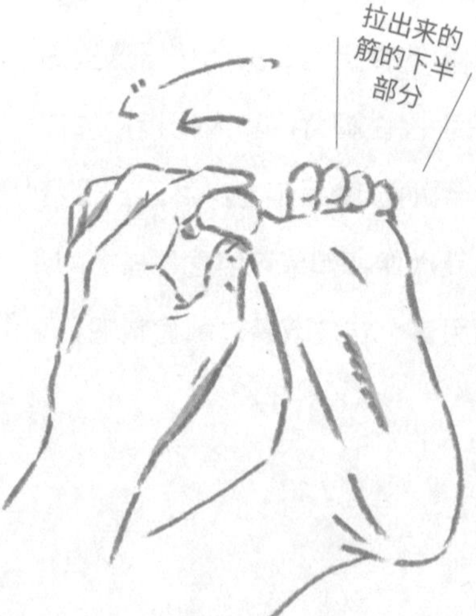

用手抓住大脚趾，向上掰，脚心会出现一条筋，筋的下半部分就是有助于抗过敏的穴位。按压时松开脚趾，一定要让筋回归原位。

按压方法

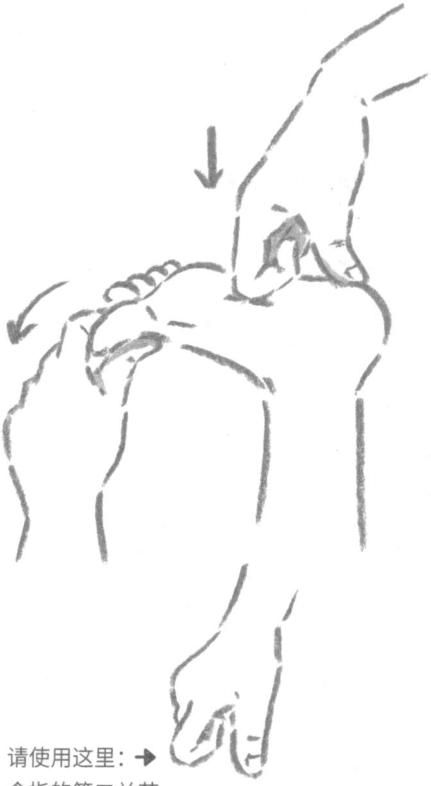

1 用食指第二关节按压

掰大脚趾使其上翘，脚心中央会出现一根筋，筋的下半部位就是抗过敏的穴位，用食指第二关节按压。

2 用手指的第二关节沿着筋向下按压

松开掰脚趾的手，并用这只手握住脚背，将其大拇指搭放在按摩手的食指第二关节处，帮助按摩手施力。这样做的话，能固定施力手，容易刮压。从筋的1/2处向下刮压，做10遍，左右脚做法一致。

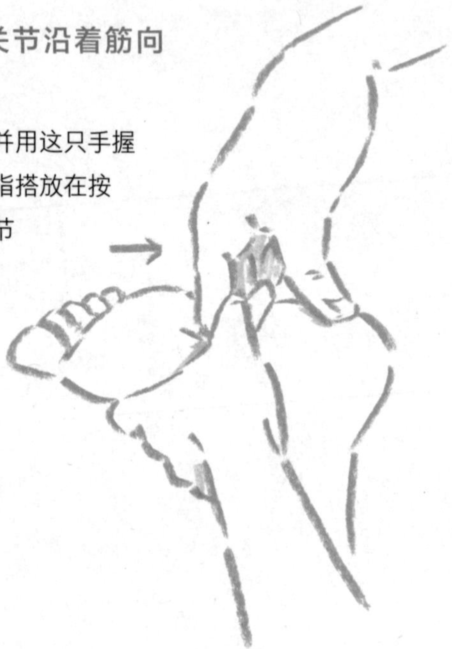

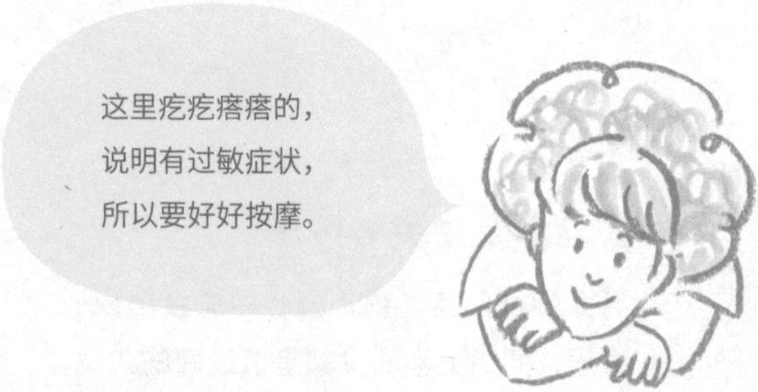
这里疙疙瘩瘩的，
说明有过敏症状，
所以要好好按摩。

足部穴位图

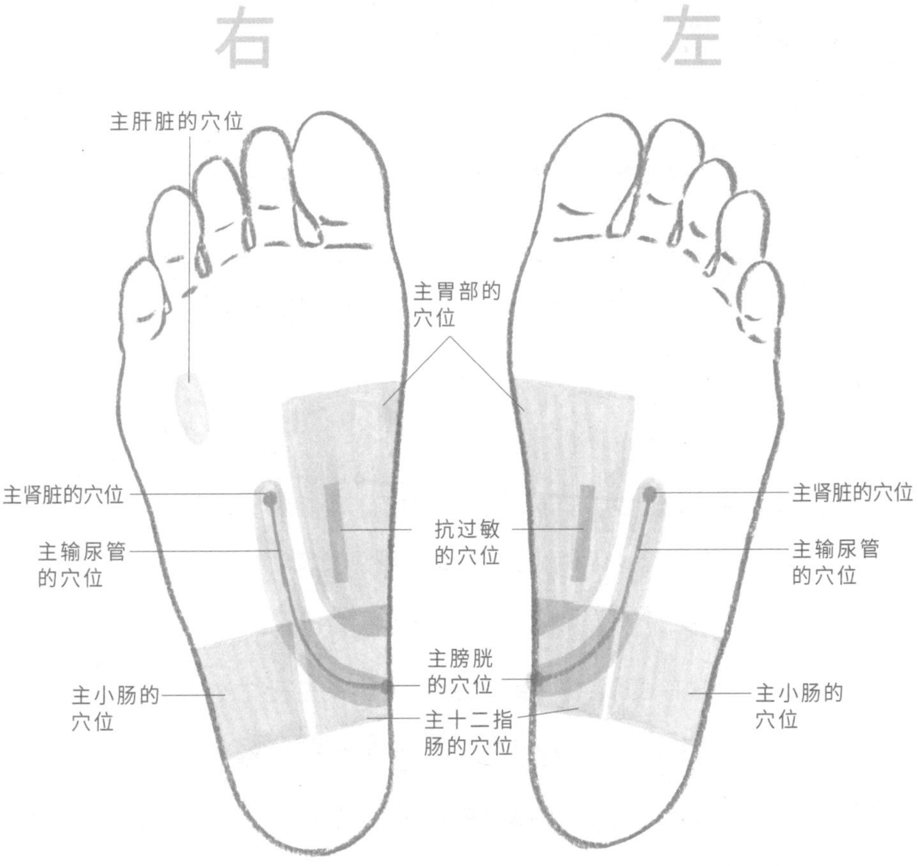

这里介绍的足部穴位图一目了然。

还不熟练的时候请参考此图，确认好位置再按摩。

穴位基本是对称的，主肝脏的穴位只在右脚。

给他人做足部按摩时的注意事项

有很多人想给自己的家人或配偶做足部按摩，但是要注意以下几点。

给别人做足部按摩时，尽量自愿，即有“我想帮他（她）做”的意愿才行。

不想做的时候，就不要勉强。

另外，还应该知道，给别人做足部按摩会有感染细菌和病毒的风险。因为脚上有无数的细菌和病毒，所以先把脚洗干净、擦干净之后再进行足部按摩吧。

脚部有很多容易传染的细菌，足癣就是其中之一。很多人患上足癣，本人却没有觉察到，所以要注意。

足部按摩是要接触人体的护理性的工作，外行人随便操作的话，会有一些风险。所以，做足部按摩之前要有一定的知识储备。我的沙龙里也开设了给家人或其他人做足部按摩的课程。

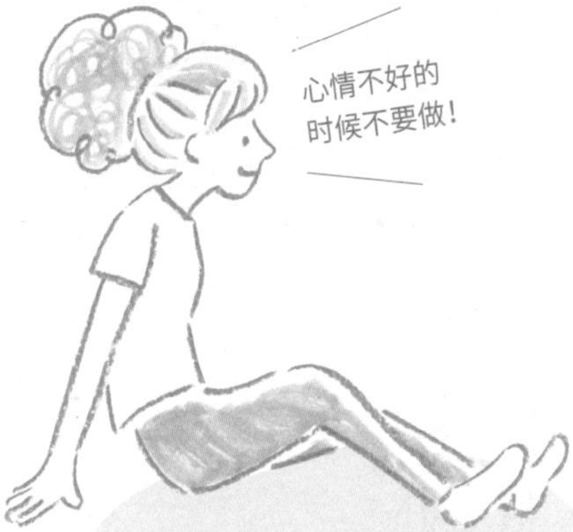

1 内心不想做，或者身体不舒服的时候不要勉强。

2 感染细菌或病毒的风险高，一定要把脚洗干净再做。

3 给别人按摩之前，在专业老师的指导下学习正确的方法比较好。

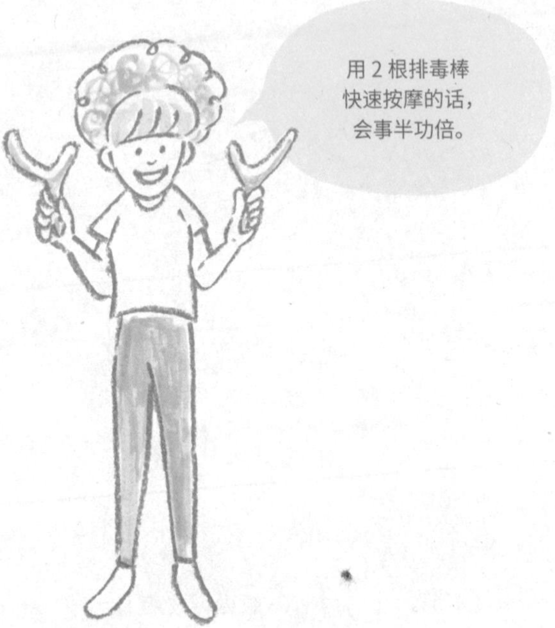

秘密武器

秘密武器——排毒棒的使用方法

模仿麦缇的手形制造出来的排毒棒能使按摩和足部穴位按压变轻松，现在人气爆棚。那么，传授一下值得珍藏的排毒棒的使用方法吧。

使用 2 根排毒棒，可以高效地排毒、瘦腿、瘦肚子。请尝试一下吧！

瘦肚子用 2 根

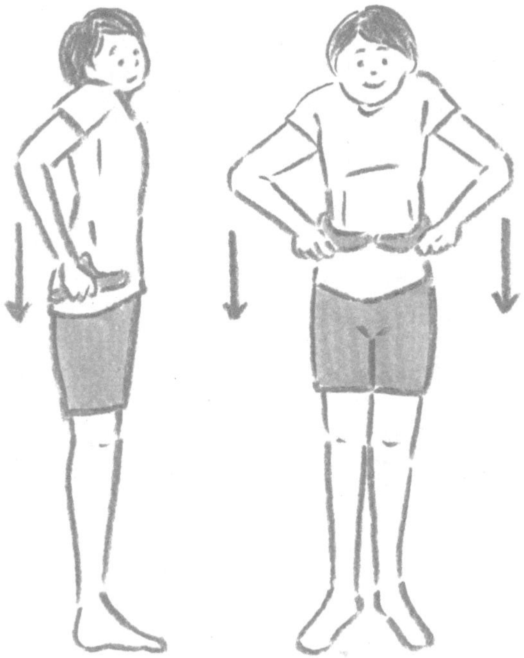

左右手握住排毒棒的大拇指部分，把有孔的手柄部分朝向肚子两侧，并放置在肚脐中央，然后快速向下推，做 10 次。

如果哪里感到痒或者不舒服，说明那里的肠内环境有问题，要好好按摩。不仅是肚子，腋下和背部也要做，对改善腰痛和消除背上的赘肉也有效果。

瘦腿用 2 根

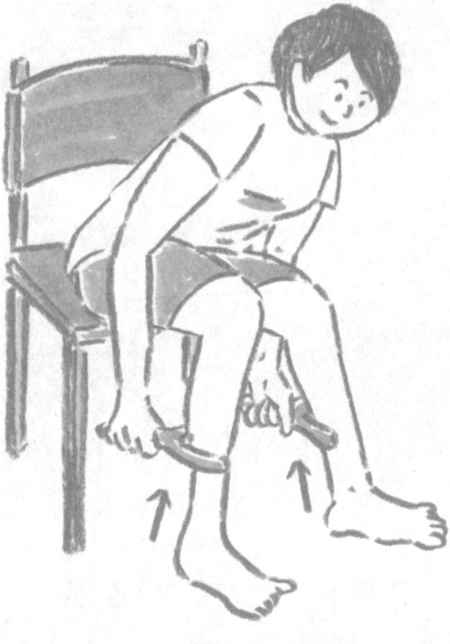

从脚踝骨上方快速推到小腿肚子一半的高度

坐在椅子上，左右手分别握住排毒棒手柄。从腿的后方开始，将排毒棒的“虎口”紧紧地按在脚踝骨上方的位置。接着，快速刮到腿肚子一半的高度，动作要迅速，哪怕只快 1 秒。要保持同一力道，快速上刮，做 10 次。接着将排毒棒的“虎口”方向左右对调，再做 10 次。左右腿都做。

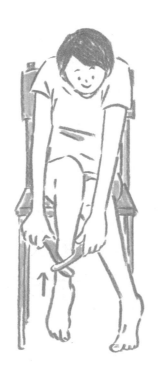

2个排毒棒交叉，从脚踝骨开始按摩，一口气向上推压到膝盖下方

左右手各持 根排毒棒，2个排毒棒“虎口”交叉紧紧地按在一条腿的脚踝骨上方的位置。然后，一口气快速地向上推压，直到膝盖下方，做10次。要保持同一力道快速上推。左右腿都做。

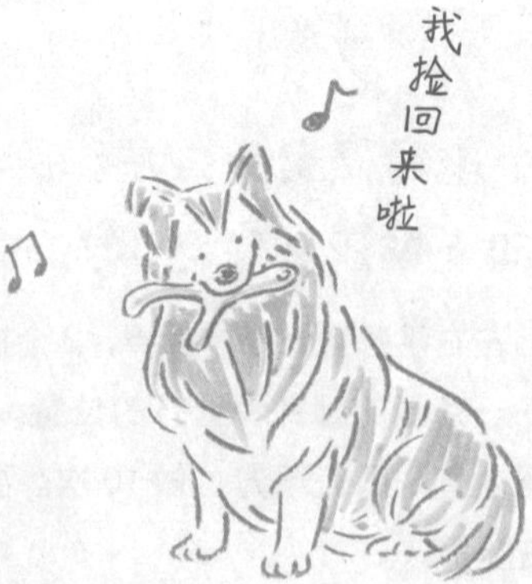

艺术指导　三木俊一
插　　画　仲岛绫乃
助理编辑　和田美穗